Medical Taping

– 임상에서 바로 적용할 수 있는 테이핑

대표저자 | 윤 용 현

- 정형외과 전문의
- OCO(Osteopathic College of Ontario) 강사
- 시리악스정형의학연구회 학술이사
- IARM 학술부회장
- 대한줄기세포치료학회 학술이사
- ARDMS 미국의료초음파 강사
- ISMST certified 국제충격파학회 인증의
- ABAARM 미국 노화방지 전문의
- IROM – C 미국 프롤로 자격 인증의
- ACAM 인증의

공동저자 | 강 준 한

- 미국 클레블랜드 카이로대학 졸업
- 미국 카이로프랙틱 닥터(미시간주)
- 한서대학교 교수역임
- 현 시리악스학회 학술이사
- 현 닥터스마트 대표
- 50여편 저서, 역서, 논문, 특허 등 보유

서 문

현대 사회에서 평균 수명이 늘어나면서 직업 및 취미활동을 지속적으로 유지하는 인구가 늘어나고 있습니다. 이때 반복되는 동작이나 자세로 인하여 인대나 근육, 힘줄에 무리가 가는 경우가 늘어서 만성적인 근골격계 통증으로 고생하는 인구의 유병률은 점차 증가하는 추세입니다.

근골격계 질환에의 정통의학적 접근으로는 진통소염제를 사용하는 물리치료, 약물치료, 주사 치료부터 수술까지만 선택지가 많지 않은 상황입니다. 최근에는 이에 대하여 재생 치료에 쓰이는 주사 치료인 프롤로 치료부터 PRP, 줄기세포 치료까지 다양한 주사요법이 발전하고 있으며, 이 외에도 충격파치료나 도수치료가 널리 알려져 시행되고 있습니다.

하지만, 모든 치료가 완벽할 수는 없기 때문에 치료 효과의 유지를 위해서 혹은 병원을 갈 수 없는 상황에서 시간, 장소에 구애받지 않고 본인의 몸을 관리할 수 있는 방법에 대한 관심이 높아지고 있습니다. 테이핑은 이러한 시대적인 요구 속에서 다시 한번 주목을 받고 있습니다.

10여 년을 정형외과 전문의로서 근골격계 질환을 가진 환자를 치료해 온 임상 경험과 수많은 해외 세미나와 강의에서 쌓은 지식과 노하우를 바탕으로, 본서에서 근육, 인대, 관절 그리고 신경 상호 간의 메카니즘에 어울리는 객관적이고 과학적이면서도 의학적인 측면에서 테이핑 요법으로 접근하는 것을 시도해 보았습니다.

본 저서에서는 근육을 해부학적으로 도해화하고 분석하였으며 근육의 이상으로 나타나는 각종 병리학적 증상을 근육별로 구별하였고 그 근육에 관한 테이핑 치료법을 기술하였으며, 질환의 레이어에 따른 치료를 생각해 볼 수 있게 인대, 힘줄, 근육, 신경에 대한 테이핑을 파트에 각각 넣어서 구성하였습니다.

저자는 이 책을 통해 환자들은 물론 보건의료인들과 운동 처방사 및 트레이너 그리고 건강 관련 전문 종사자들이 근골격계 질환을 치료하는 데 있어서 그 치료 방법 중의 하나로 쉽고도 간단하며 효과적인 테이핑 요법을 정확하게 적용하는 데 도움이 되기를 바랍니다.

2024. 10

윤 용 현

Medical Taping

– 임상에서 바로 적용할 수 있는 테이핑

목차

체간

하지

Introduction

테이핑 치료의 원리

1. Skin Lift-Up
2. Skin Function
3. Muscle Function
4. Joint Function
5. Nerve Function

테이핑 치료의 장점

1. 근육을 본래의 기능으로 회복시키고 더불어 근육을 보호, 강화하는 효과가 있다.
2. 테이프를 부착하여 혈액 및 림프 순환을 원활히 하여 부종을 가라앉히고 통증을 감소시킬 수 있다.
3. 피부나 근육을 자극하여 통증을 경감시키는 통증 억제 효과가 있다.
4. 근육의 정상화와 동시에 관절의 정상적인 움직임을 회복시킬 수 있다.
5. 치료 방법이 쉽고, 접근성이 좋으며, 비용 부담이 되지 않는다.

적용 위치에 따른 테이핑의 종류

1. 근육 테이핑

2. 인대 테이핑

3. 근막 테이핑

4. 신경 테이핑

테이핑 시 주의 사항

1. 통증이 있는 근육 부위를 정확하게 찾아서 근육의 크기 및 길이, 형태에 따라 알맞게 붙여야 한다.

2. 붙이고자 하는 부위의 피부를 깨끗이 한 다음 근육을 최대한 늘인 상태에서 근육의 길이에 맞게 테이프를 자른다.

3. 근육은 최대한 늘인 상태에서 붙이되 테이프는 거의 늘어나지 않은 상태로 붙인다.

4. 인대는 부착전에 해부학적으로 가장 짧아진 위치에서 붙인다.

5. 신경은 최대한 늘어난 포지션에서 붙이고, 테이프는 늘어나지 않은 상태로 붙인다.

6. 부착 후에는 주름여부를 확인하고, 움직일 때는 주름이 발생할 수 있다.

7. 테이프를 붙인 후에 불편함이 있을 때는 재부착한다.

8. 피부가 약한 사람은 피부가 전체적으로 발갛게 되면 사용을 금한다.

9. 테이프는 보통 2–3일 정도 붙이고, 조직이 재생될 때까지 지속적으로 부착한다.

10. 테이프를 붙이고 샤워를 해도 떨어지지 않으며, 샤워 후에는 드라이기 및 수건으로 잘 말려준다.

11. 심한 운동을 하기전에 테이프를 붙이면 근손상을 예방할 수 있다.

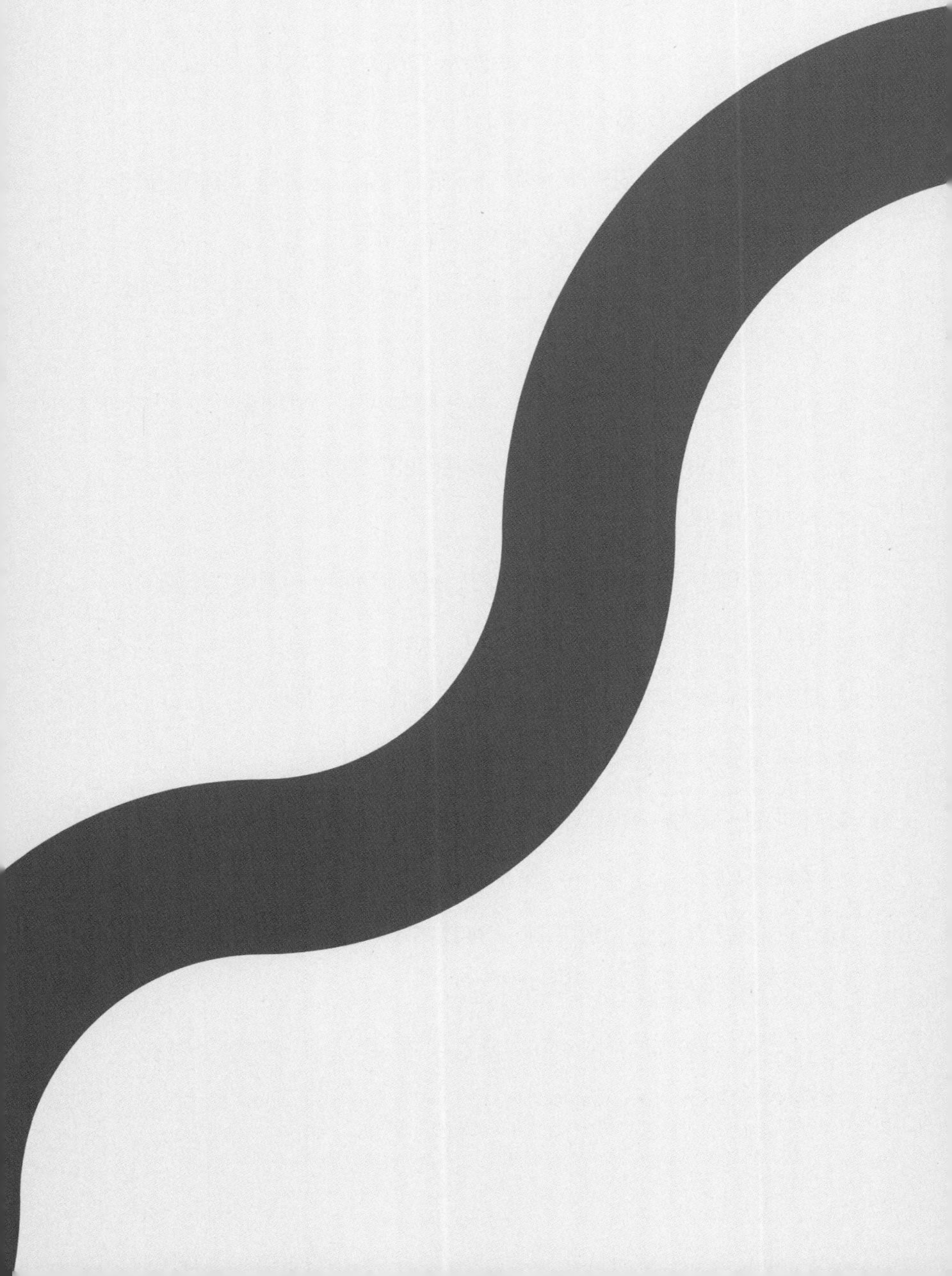

테이핑

상지

① 극상근 Supraspinatus Muscle

② 삼각근 Deltoid Muscle)

③ 팔꿈치 인대 Radial Collateral Ligament/Ulnar Collateral Ligament/
Lateral Ulnar Collateral Ligament

④ 주상월상인대 Scapholunate ligament

⑤ 손목 첫 번째 수근중수골관절 1st Carponetacarpal Joint

⑥ 쇄골상신경 Supraclavicular Nerve

⑦ 후견갑신경 Dorsal Scapular Nerve

⑧ 견갑상신경 Suprascapular Nerve

1

극상근
Supraspinatus Muscle

해부학적 분석

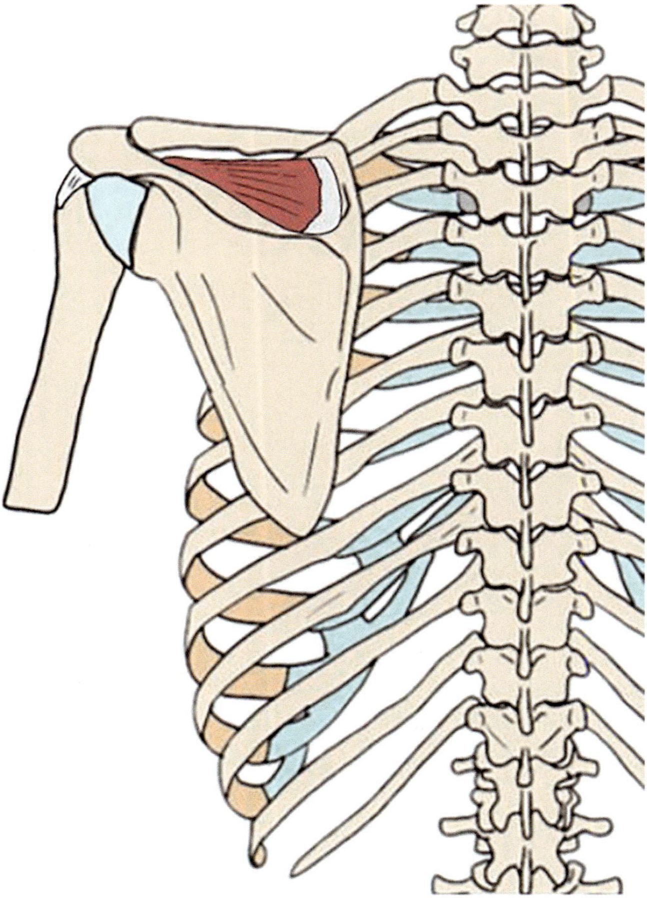

기시부 견갑골상와

종지부 상완골 대결절의 상와, 어깨관절낭

기능 어깨관절의 외전

신경지배 상견갑신경(C5, 6), 종지부 상완골 대결절

협동근 삼각근, 상승모근, 능형근

길항근 소원근, 대원근, 광배근, 대흉근

임상 팁 Clinical Tip

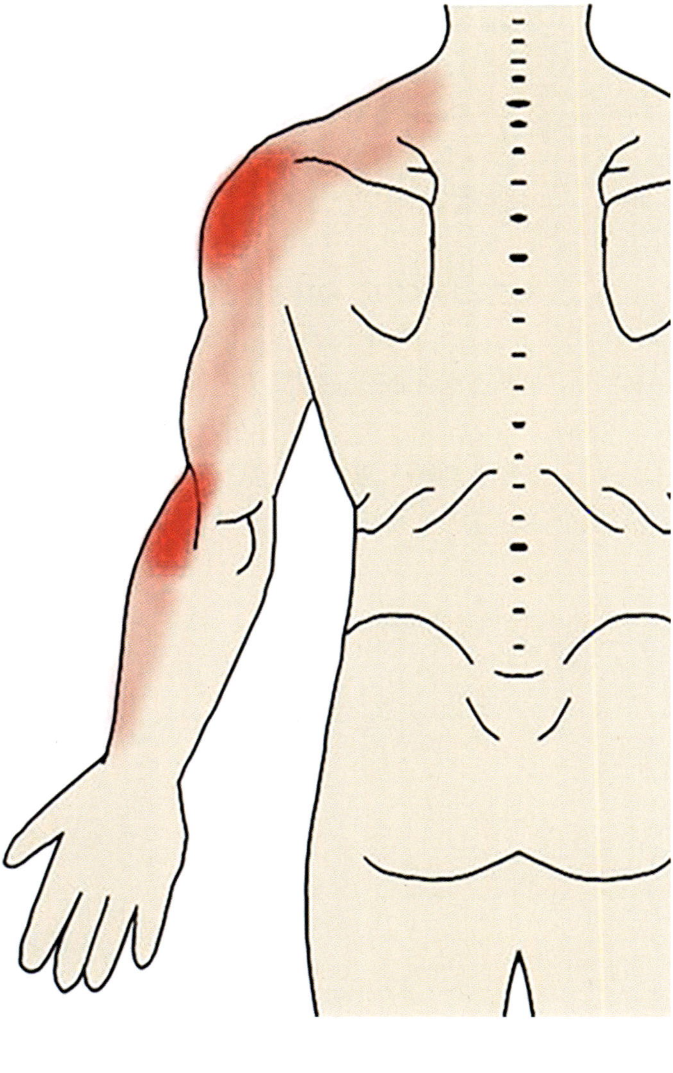

증상 어깨관절을 외전시켜 들어올릴 때 통증이 발생할 수 있고, 완전 파열이 되는 경우 어깨의 외전이 되지 않는다. 빗질이나 칫솔질 할 때도 통증이 발생하기도 하며, 심한 경우 어깨와 팔꿈치 외측부에 통증이 발생하기도 하나 팔꿈치 아래로 내려가지는 않는다. 어깨를 움직일 때 어깨 관절에서 지속적으로 소리가 날 때도 이 근육의 동반 손상을 의심해 봐야 한다.

연관 근육 삼각근, 상승모근. 그리고 능형근은 팔 외전시 이 근육과 함께 협력한다.

테이핑

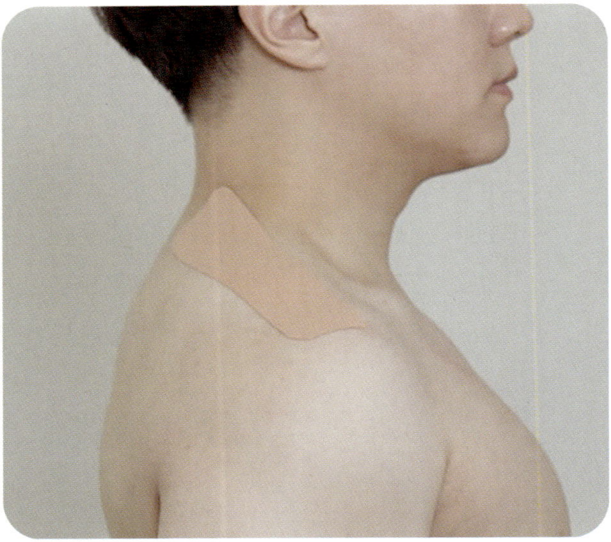

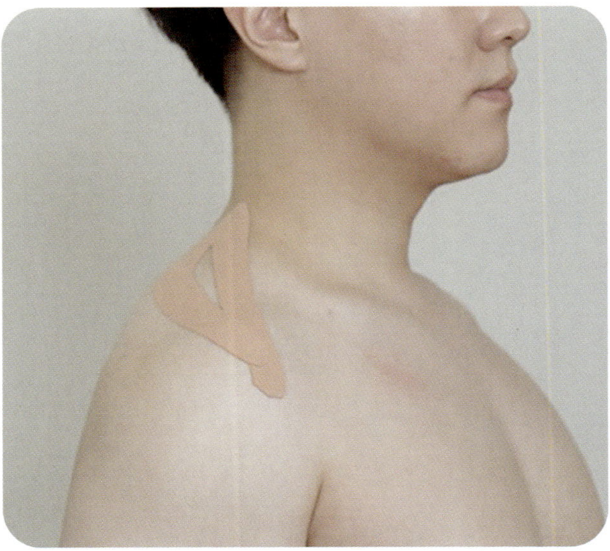

준비 테이프 폭 5 cm I 자형 혹은 Y 자형

환자 자세 바로 앉은 자세

적용방법
1. 팔을 자연스럽게 내려 놓은 상태에서 테이프의 한쪽 끝 부분을 극상근의 시작 부위(견갑골 상와)에 붙인다.
2. 머리를 반대쪽으로 숙이게 한 후 근육을 따라 상완골 대결절까지 붙인다.

Note 극상근 테이핑 시 삼각근과 함께 테이핑을 하면 더 좋은 효과를 얻을 수 있다.

2

삼각근
Deltoid Muscle

해부학적 분석

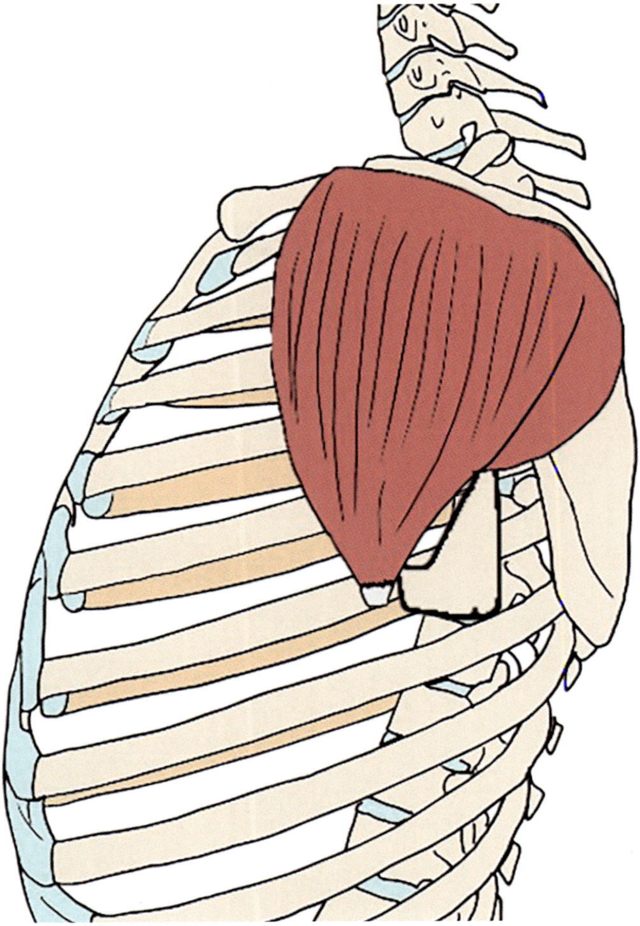

기시부 전삼각근 – 쇄골의 전방 경계와 쇄골의 외측 1/3지점,
중삼각근 – 견봉의 외측 경계면,
후삼각근 – 견갑극의 후방 하순

종지부 상완골의 삼각근 조면

기능 어깨관절의 외전

신경지배 액와신경, C5, 6

협동근 극상근

길항근 소원근, 대원근, 광배근

임상 팁 Clinical Tip

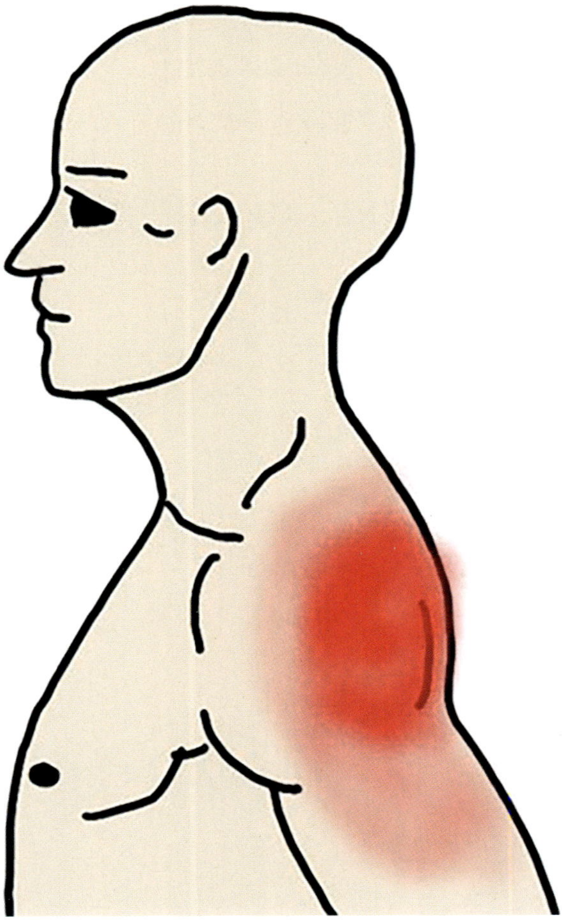

증상

- 삼각근은 운동이나 다른 활동으로 인한 부상으로 많이 나타난다. 힘이 약해지거나 수평으로 90도까지 들어올리기 힘들며, 또한 손을 입으로 가져가는 동작에 무리가 생긴다. 통증이 나타나는 부위로는 어깨관절 주변을 들 수 있다.

- 삼각근은 회전근개와 시너지를 이루는 근육이기 때문에 회전근개 손상과 동반되어 발생하지만 간과되는 경우가 많다.

- 어깨 인공관절 수술에서 삼각근을 이용하여 어깨의 움직임을 이용하기 때문에 수술 후 테이핑을 적용할 때 좋은 결과를 얻을 수 있으며, 관절경 수술에서 포탈을 만들 때 삼각근을 뚫어서 들어갈 때가 있기 때문에 지속적인 통증시 삼각근에 테이핑을 적용하여 볼 수 있다.

연관 근육 대흉근, 상완이두근, 오훼완근, 극상근

테이핑

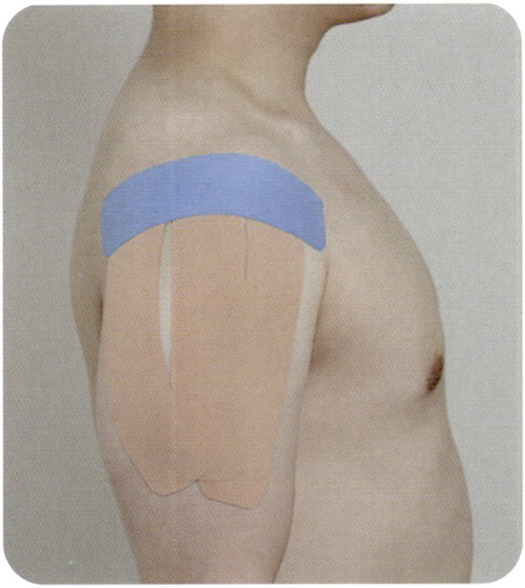

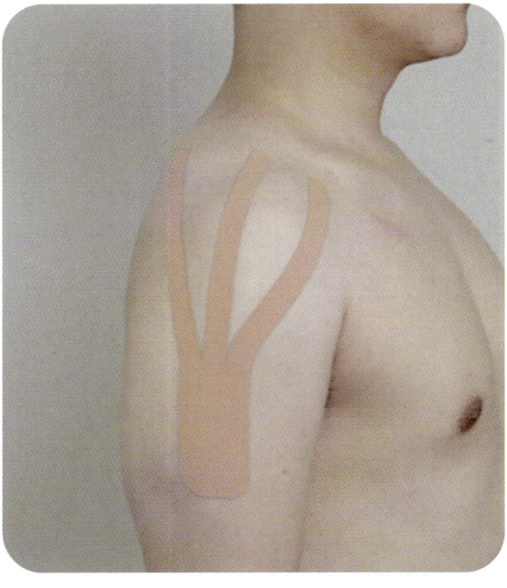

준비 테이프 2.5 cm 혹은 5 cm I 자형

환자 자세 바로 앉은 자세

적용방법

❶ 전삼각근 – 팔을 뒤로 신전 및 내전시켜 놓은 상태에서 전삼각근을 붙인다.

❷ 중삼각근 – 팔은 자연스럽게 내린 상태에서 테이프를 삼각근 조면에서 시작하여 어깨 관절까지 붙인다.

❸ 후삼각근 – 팔을 전방 굴곡 및 내전시켜 놓은 상태에서 후삼각근을 붙인다.

Note 어깨에 통증이 있을 시 극상근과 삼각근 보강 테이프까지 함께 해주면 더 좋은 효과를 얻을 수 있다.

3

팔꿈치 인대

Radial Collateral Ligament/ Ulnar Collateral Ligament/ Lateral Ulnar Collateral Ligament

해부학적 분석

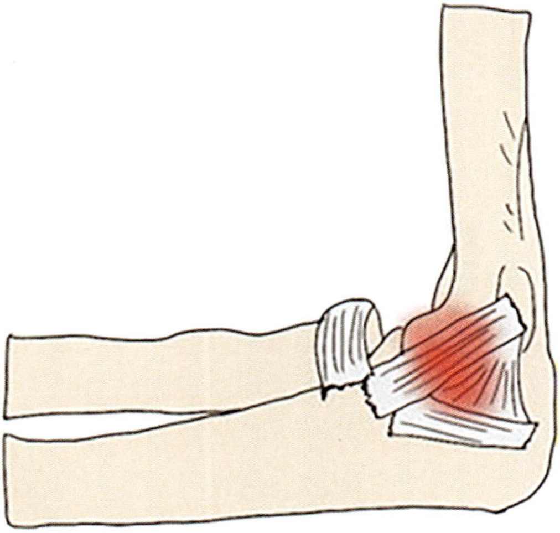

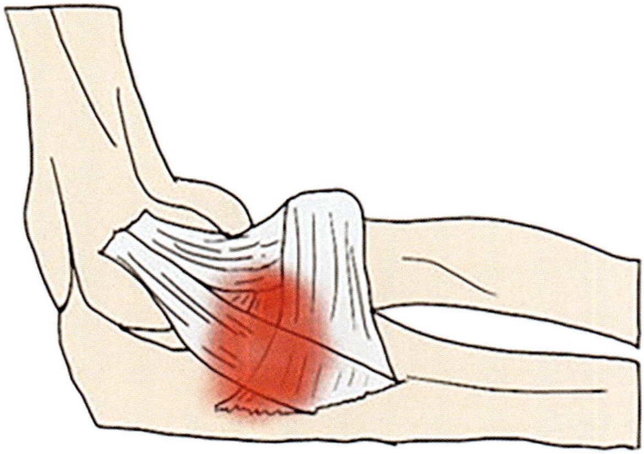

내측 부위

- 내측측부인대: 삼각 형태를 띄고 있으며 전방, 후방, 경사의 밴드로 구성되어 있다. 상완골의 내측 상과에서 척골의 갈고리돌기(coronoid process)와 주두(olecranon)에 부착해 있다.

외측 부위

- 외측측부인대: 두꺼운 섬유질로 상완골 외측 상과에서 요골의 척골 절흔 전후방가장자리 및 윤상인대에 부착한다
- 윤상인대: 섬유 밴드로 요골두를 원형태로 감싸고 있으면서 요골두를 견고하게 안정화시켜 주는 역할을 한다.
- 외측척골인대: 외측 상과에서 시작하여 요골두를 거쳐 척골에 부착하며 주근(anconeus), 단요측수근신근(ECRB)의 부착부를 형성한다.

임상 팁 Clinical Tip

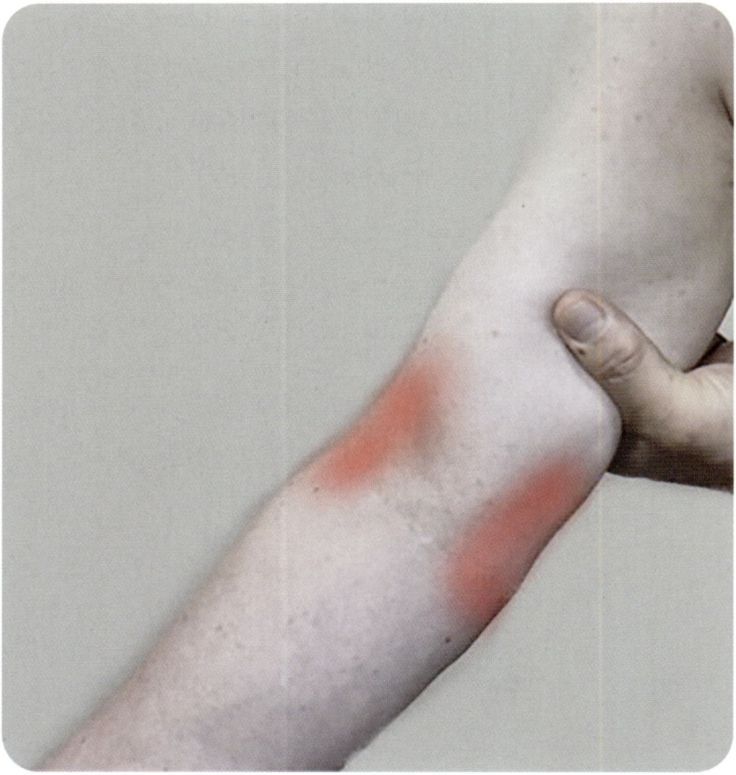

- 팔꿈치의 질환에서 가장 문제가 되는 부분이 인대의 손상이다. 이때 힘줄에만 테이핑을 부착해서는 좋은 효과를 얻을 수 없다. 핵심이 되는 인대를 이학적 검사를 통해 파악하여 테이프를 부착하고 그 위에 건 테이핑을 해 주는 것이 좋다.

- 팔꿈치 통증은 외측이 내측 불안정성과 동반되어 나타나거나 내측이 외측 불안정성과 동반되어 나타나는 경우가 많기 때문에 이를 파악하여 함께 치료하는 접근법이 필요하다.

- 외측척골인대는 팔꿈치 치료에 있어서 핵심이 된다. 꼭 숙지하여 치료에 반응하지 않는 외상과염에서 테이핑을 적용하여 좋은 결과를 얻을 수 있다.

테이핑

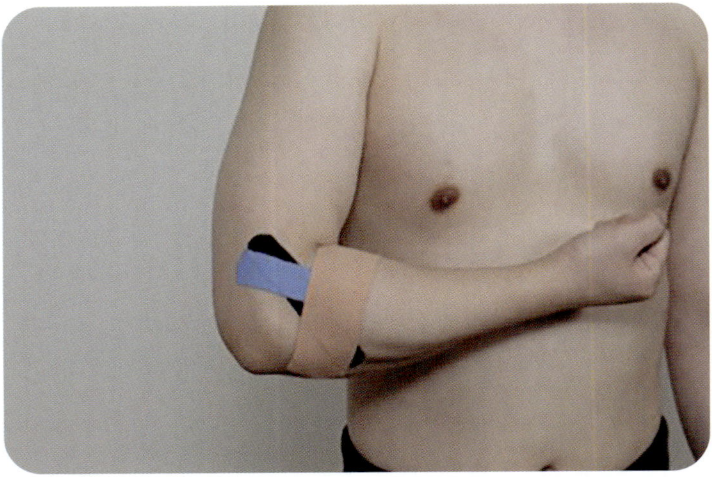

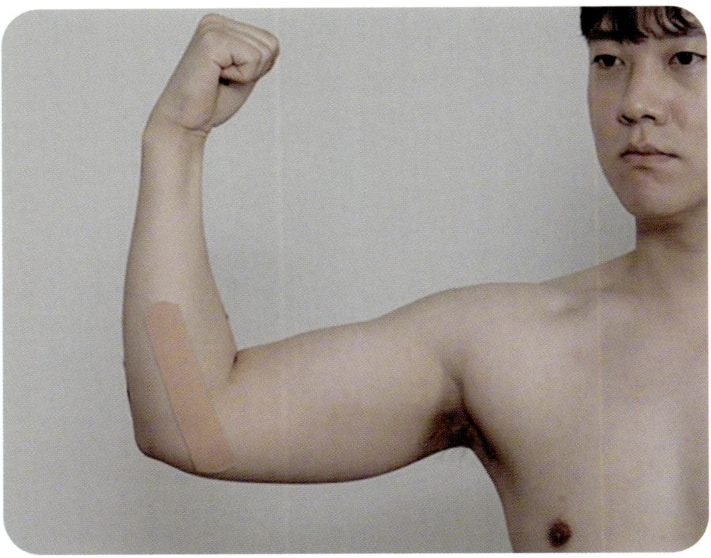

준비 테이프 2.5 cm I 자형

환자 자세 바로 선 자세

적용방법

❶ 환자의 팔꿈치를 굴곡, 손목을 회외시킨다.

❷ 먼저 상완골 외상과에서 요골두를 지나 척골까지 경사지게 외측척측부인대(LUCL)에 붙인다.

❸ 전완과 평행한 방향으로 외측측부인대(RCL)에 붙인다.

❹ 외측측부인대(RCL)과 직각 방향으로 윤상 인대에 붙인다.

❺ 마지막으로 내측에 있는 내측측부인대(UCL)에 테이핑을 한다.

❻ 내측측부인대는 3개의 가지로 이루어져 있으며 보통 전방 인대 손상이 많기에 위와 같은 방법을 적용하지만 척골신경(ulnar nerve) 증상이 있을 때는 후방인대에 테이핑을 적용해야 한다.

4

주상월상인대

Scapholunate ligament

해부학적 분석

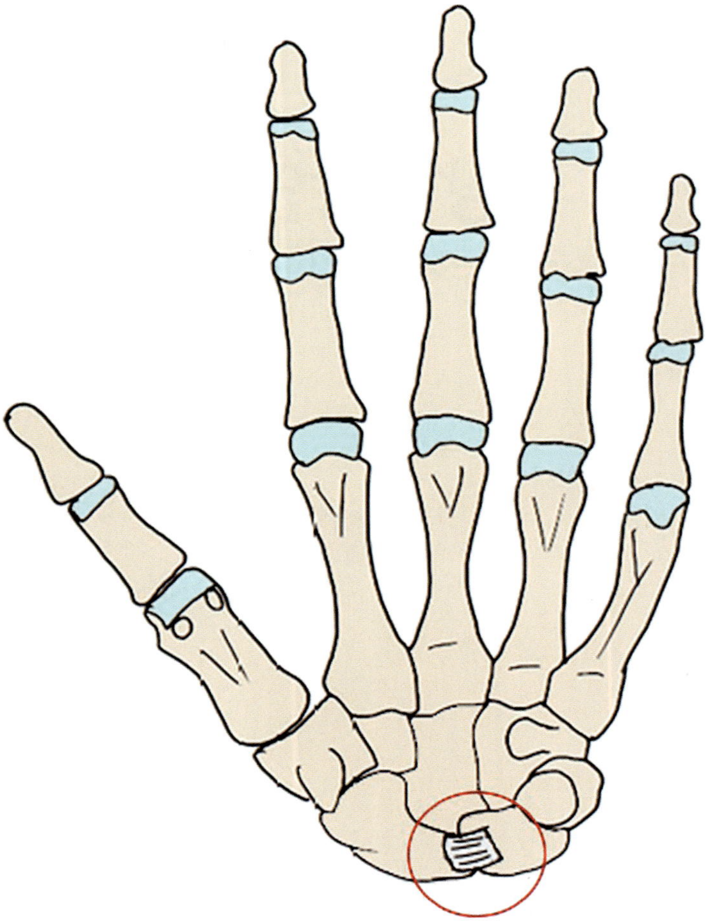

- 주상월상인대(scapholunate ligament; SLL)는 손목에서 주상골과 월상골의 두 골간을 연결하는 수근인대 중 하나이다. 다른 하나는 월상삼각골간인대인데 이 인대는 각각의 관절의 등쪽, 근위부 및 손바닥 부분을 덮고 있다.
- 이 인대는 앞으로 넘어질 때 팔을 뻗어 손바닥으로 바닥을 짚는 과정에서 부상이 많이 발생한다.

임상 팁 Clinical Tip

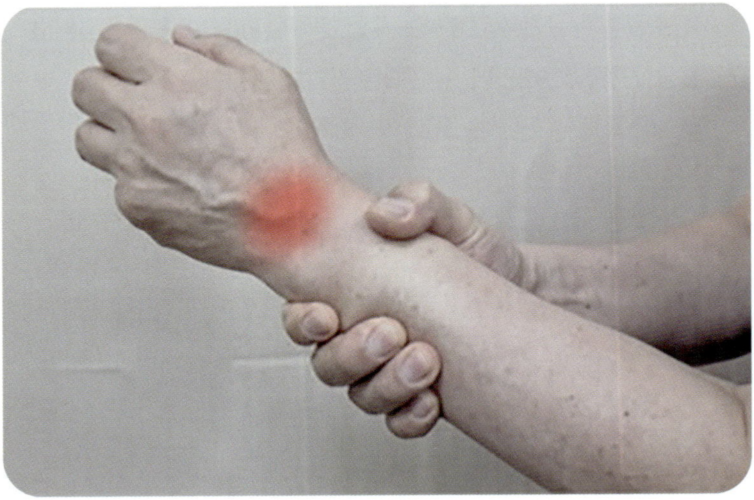

- 주상월상인대는 월상골 주위 인대 손상에서 처음 손상되는 인대이며, 주상골 골절에서 잘 손상되는 인대이기도 하다. 보통 X-ray나 이학적 검사를 통해 진단하며 초음파에서도 역동적 검사를 통해 진단할 수 있다.

- 인대는 총 3개층으로 이루어져 있고, 여기에 문제가 생겼을 때 월상골 아탈구가 발생하여 이로 인해 수근관 증후군이 발생할 수 있기 때문에 더욱 주의를 요한다.

테이핑

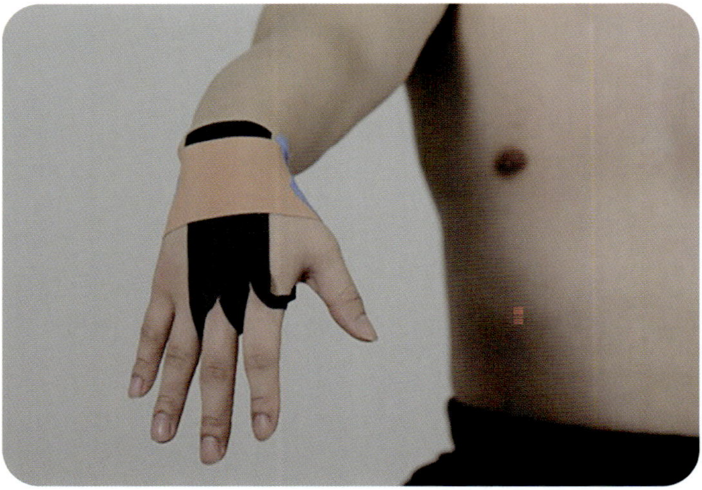

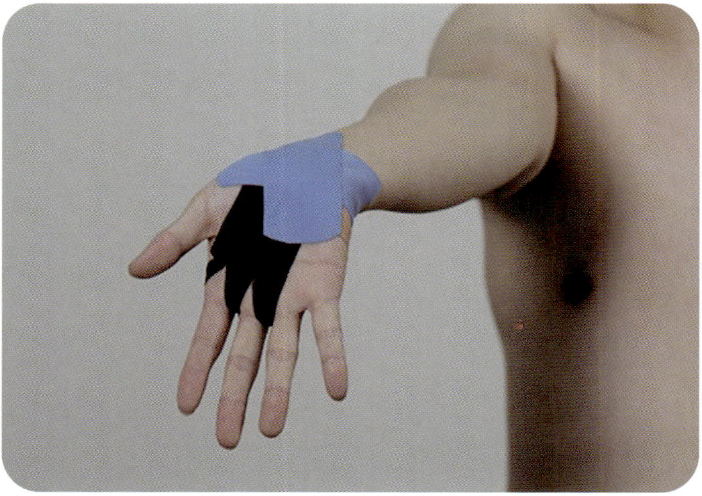

준비 테이프 폭 5 cm 다이아몬드형

환자 자세 바로 앉은 자세

적용방법

❶ 5 cm I 자형 테이프를 반으로 접어 두 곳을 삼각형 모양으로 조금씩 잘라 내어 다이아몬드 모양의 홈을 만든다.

❷ 그리고 난 다음 그 구멍에 손가락 통증의 위치에 따라 둘째와 셋째 혹은 셋째와 넷째 손가락을 끼워 넣는다.

❸ 손목을 중립상태에 놓고, 손목관절의 전후방 양쪽을 감싸 붙인다.

❹ 손목관절의 전후방 부위에 X자 모양 혹은 가로지르는 형태의 보강 테이핑을 해준다.

5

손목 첫 번째 수근중수골관절

1st Carpometacarpal Joint

해부학적 분석

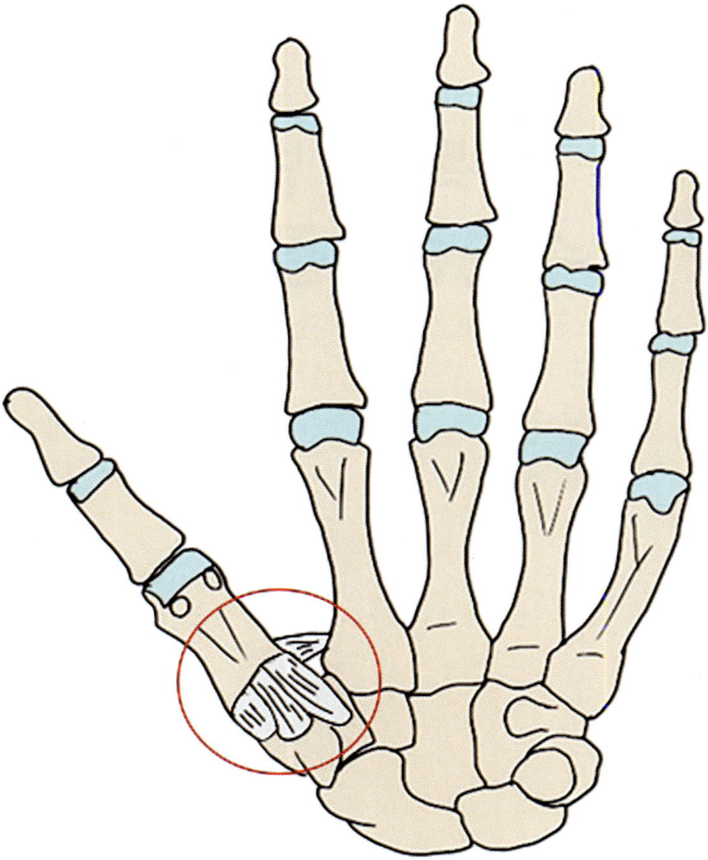

- 수근중수관절은 사다리꼴과 첫 번째 중수골 기저부 사이 안장 모양의 움직이 매우 좋은 관절이다. 이는 엄지손가락을 손바닥 평면에 평행하게 40° – 50° 굴곡 – 신전하고 손바닥 평면에 수직으로 40° – 70° 내전 – 외전 움직임을 일으킨다.

- 이 관절은 7개의 인대로 연결되어 있는데, 그 중 전사인대(AOL)는 손바닥 측면의 관절 가장자리에 부착되는 반면, 등쪽 인대 복합체와 중수골간 인대는 첫 번째 CMC 관절의 등쪽 측면을 따라 부착되어 있다.

임상 팁 Clinical Tip

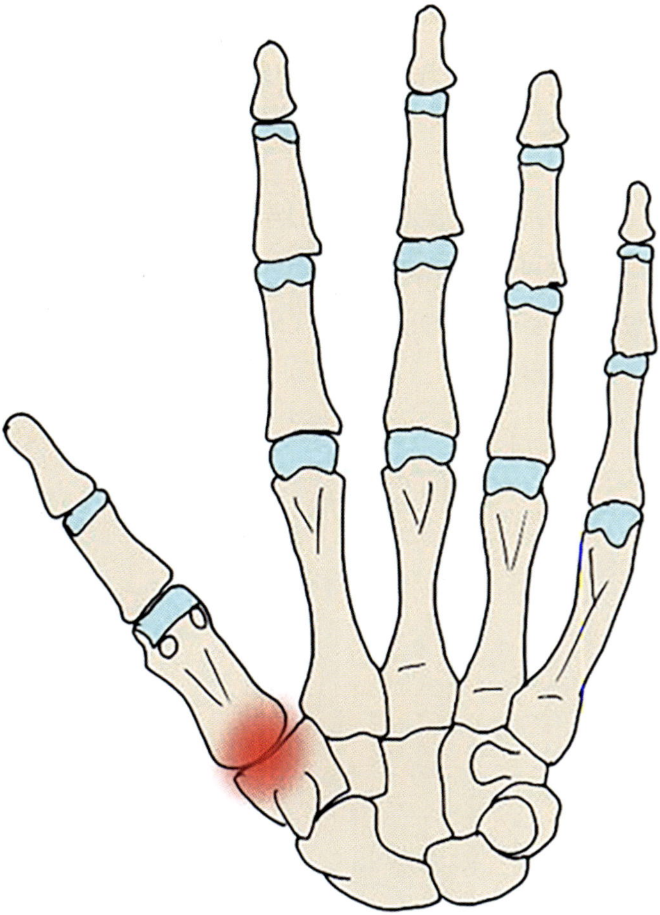

- 1st CMC 불안정증, 관절염은 수근관증후군, 손가락관절염의 원인이 되는 중요한 관절이다. 수근관을 덮는 횡 수근인대의 부착부이며 엄지두덩 근육의 부착부이기도 하기 때문에 엄지손가락 통증이 있을 때 꼭 살펴보아야 할 부분이다.

- 부착하는 방법은 장/배측 두 부분으로 나누며 보통은 장측으로 견인 교정을 하여 압력을 줄여주는 방향으로 진행하며, 증상이 잘 조절되지 않거나 천요골신경 증상이 동반되었을 때는 배측으로 테이핑을 적용한다.

Note 증상이 지속되는 경우, 만성인 경우에는 X-ray 검사를 통해 관절염의 배제가 필요하며, 주사나 충격파와 동반하여 치료하는 것이 좋다.

테이핑

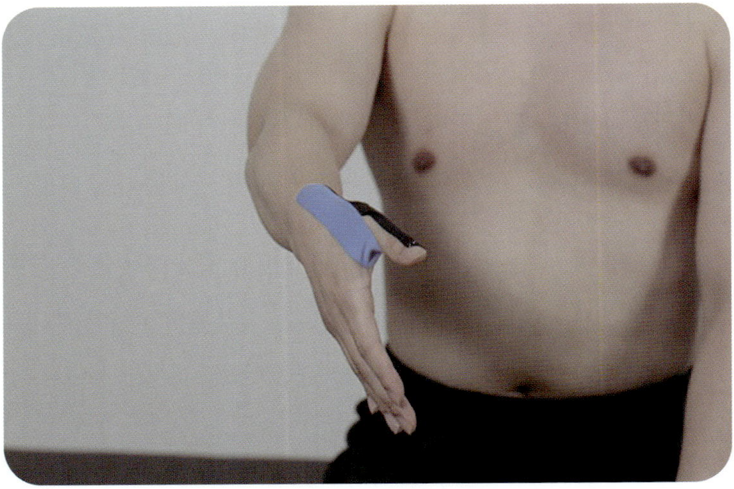

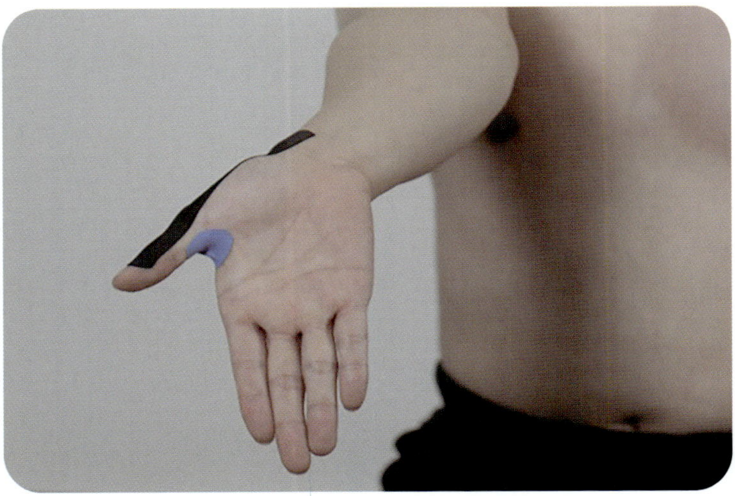

준비 테이프 폭 2.5 cm I 자형 2개

환자 자세 바로 앉은 자세

적용방법 ❶ 엄지 외측 라인을 따라 첫 번째 수근중수관절을 덮어 손목 외측 부위에 테이핑을 부착한다.

❷ 또 다른 테이핑으로 엄지 내측에서 시작하여 첫 번째 중수골 등쪽을 따라 손목관절까지 붙인다.

6

쇄골상신경
Supraclavicular Nerve

해부학적 분석

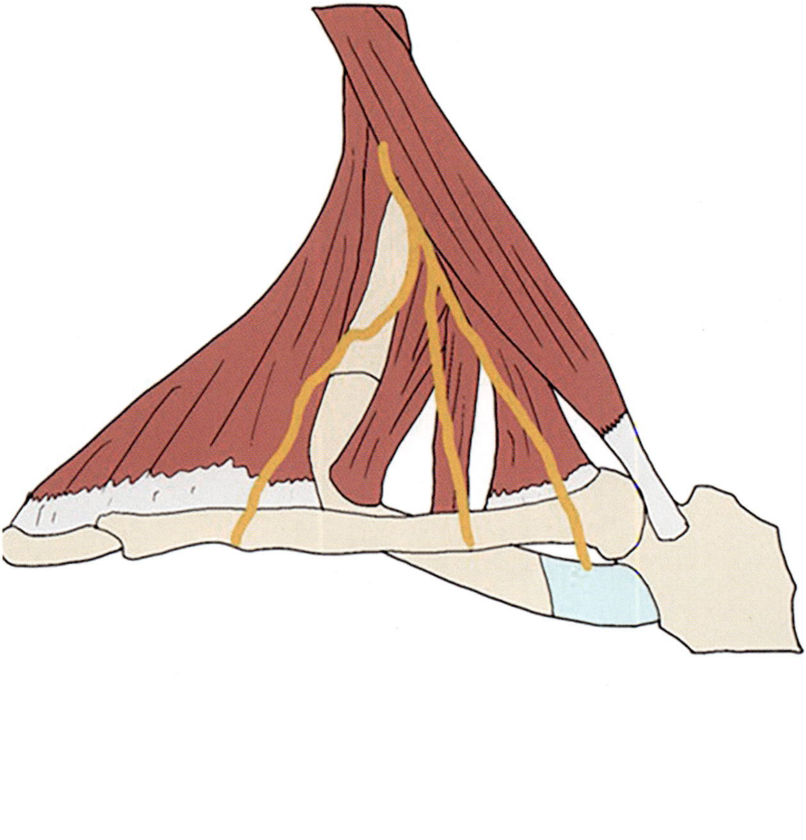

- 쇄골상신경은 경신경총(cervical plexus)의 피부(감각)신경으로써 세 번째와 네 번째 경추신경에서 시작한다.

- 이 신경은 흉쇄유돌근의 후방 경계면 아래에서 나타나면서 여러 갈래로 분리된다.

- 이 모든 신경 가지들은 어깨와 등쪽 피부로 주행하여 감각을 담당한다.

- 견봉쇄골관절 및 오구돌기 관련 손상이나 쇄골 수술 후 발생이 보고된 바 있으며, 불안정성이 있을 시 상흉부에 불쾌한 느낌이나 타는 듯한 통증의 증상을 나타내기도 한다.

임상 팁 Clinical Tip

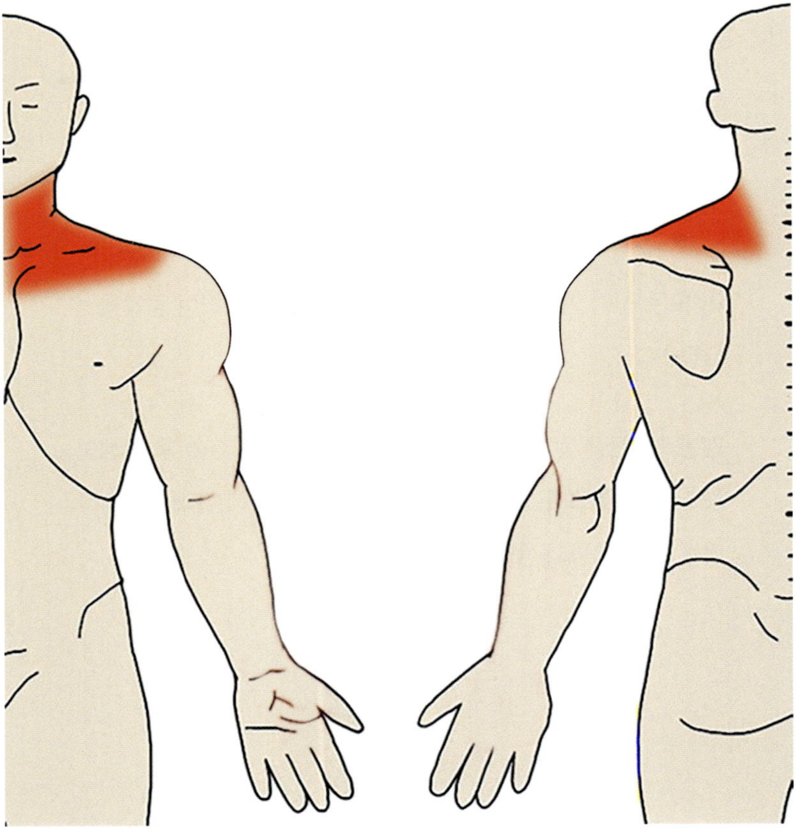

- 쇄골상신경포착증후군은 어깨 앞 뒤쪽에 통증을 일으키는 원인으로 생각보다 흔하게 나타나는 패턴으로 어깨 통증 감별진단에 있어서 반드시 고려해야 하는 부분이다.

- 쇄골상신경의 통과는 정상 변이로 쇄골 내관을 통해 분기되는데 이 정상 변이는 일반 인구의 4%에서 발견되고 있다.

테이핑

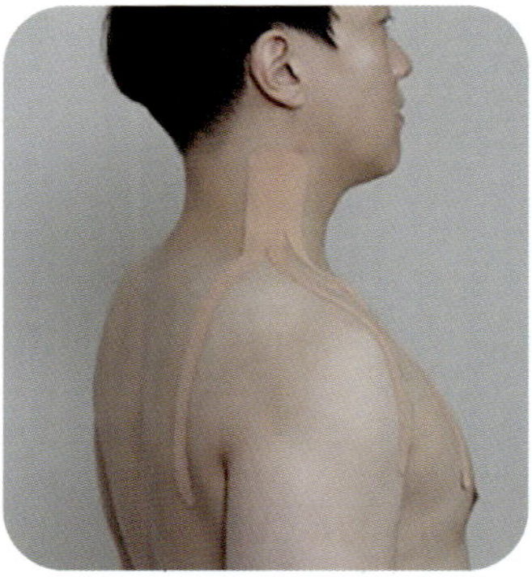

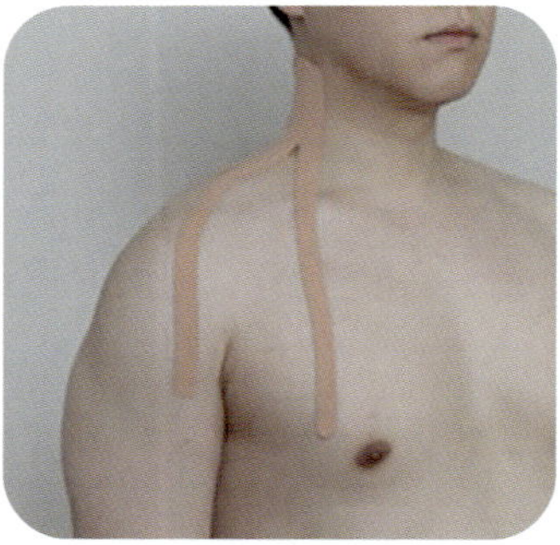

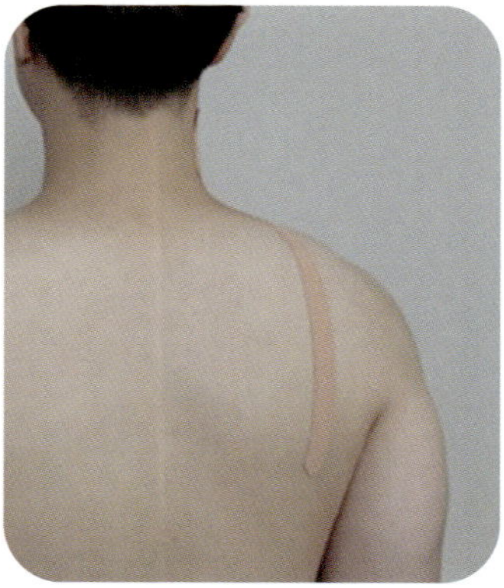

준비 테이프 폭 2.5cm 세가닥 형

환자 자세 바로 서거나 앉은 자세

적용방법

❶ 세 가닥형 테이프의 밑 부분을 경추 상부 횡돌기에 부착한다.

❷ 앞 첫번째 갈래는 쇄골 중간 부분을 지나 대흉근 외측 부위에 붙인다.

❸ 중간 갈래는 극상근을 타고 내려와 어깨관절을 지나 전감각근에 붙인다.

❹ 세번째 갈래는 어깨 후방 견갑골의 후방 삼각근 기시부의 내측을 따라서 붙인다.

7

후견갑신경
Dorsal Scapular Nerve

해부학적 분석

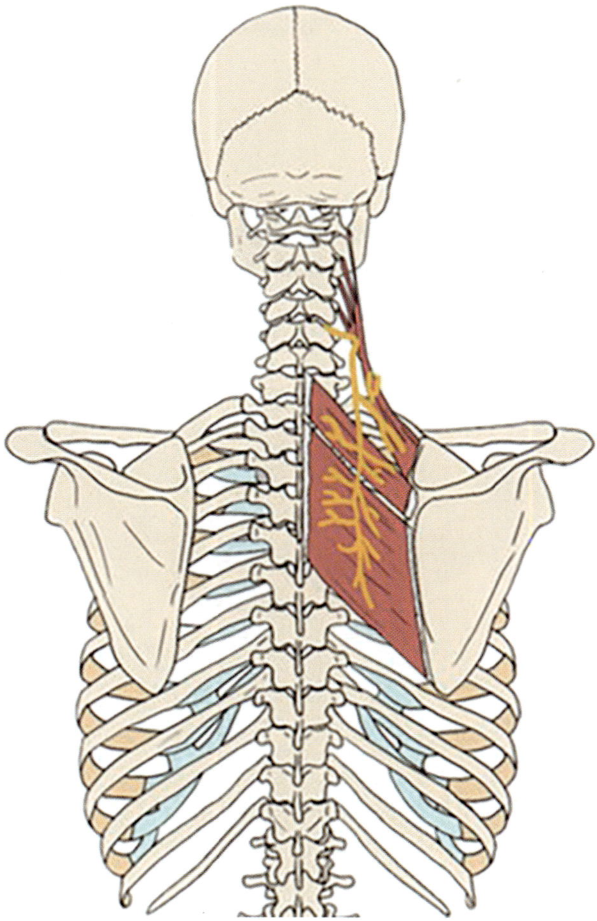

- 후견갑신경은 C5에서 나와 뒤로 주행하고, 견갑골 내측 경계면을 따라 가면서 끝난다.

- 후견갑신경은 상완신경총의 가지이며, C5 신경근의 복측 가지(ventral ramus)에서 시작한다. 이 신경은 운동신경으로서 중사각근을 통해 심부로 주행하며 견갑거근과 능형근을 지배한다.

- 흔히 견비통이라고 불리는 견갑내측의 통증에서 만성적인 익상견갑과 동반되어 나타날 수 있다.

임상 팁 Clinical Tip

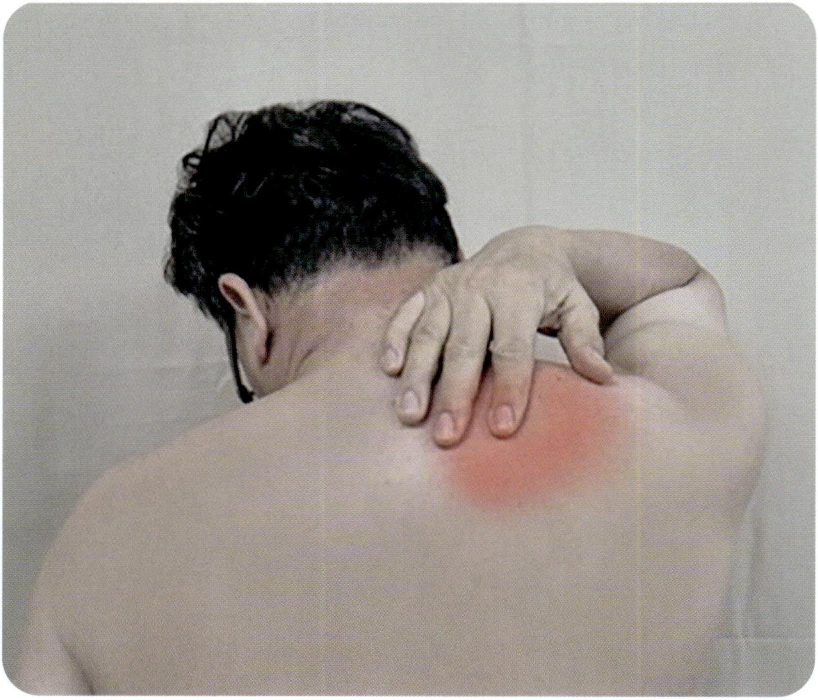

- 후견갑신경포착증후군(Dorsal scapular nerve(DSN) entrapment syndrome) 환자는 주로 견갑골 내측 경계 부위의 통증을 호소한다. 환자는 견갑골 간 통증, 어깨 및 팔 통증을 호소한다. 그리고 팔의 외전 약화 및/또는 익상견을 경험할 수도 있다.

- 후견갑신경은 사각근이 부착해 있는 목이나 능형근이 부착해 있는 등 부위에서 부상이 발생할 수 있다.

테이핑

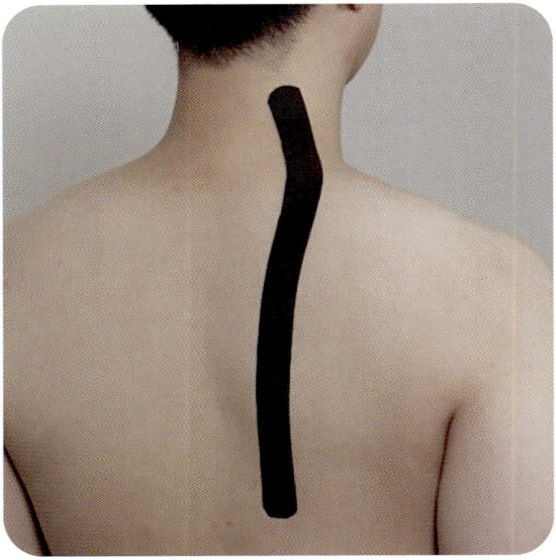

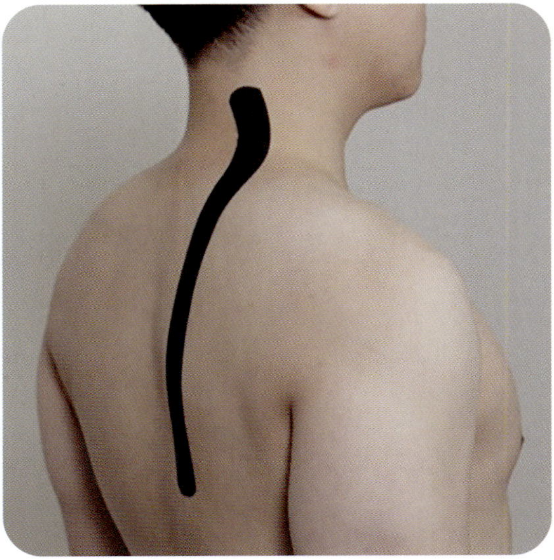

준비 테이프 5 cm I 자형

환자 자세 바로 앉은 자세

적용방법

- C5 후방 횡돌기에서 시작한다.
- 견갑골 상각을 지나 견갑골 내측면을 따라 내려와서 견갑골의 하연까지 테이프를 연장해서 붙인다.

Note

- 견갑골을 수동적으로 상승시키고 테이핑을 적용하여 신경에 가해지는 견인력을 줄일 수 있다.
- 목을 동측으로 회전, 신전하여 교정 후 테이핑을 하는 것이 신경에 견인력을 줄여줄 수 있다.

8

견갑상신경

Suprascapular Nerve

해부학적 분석

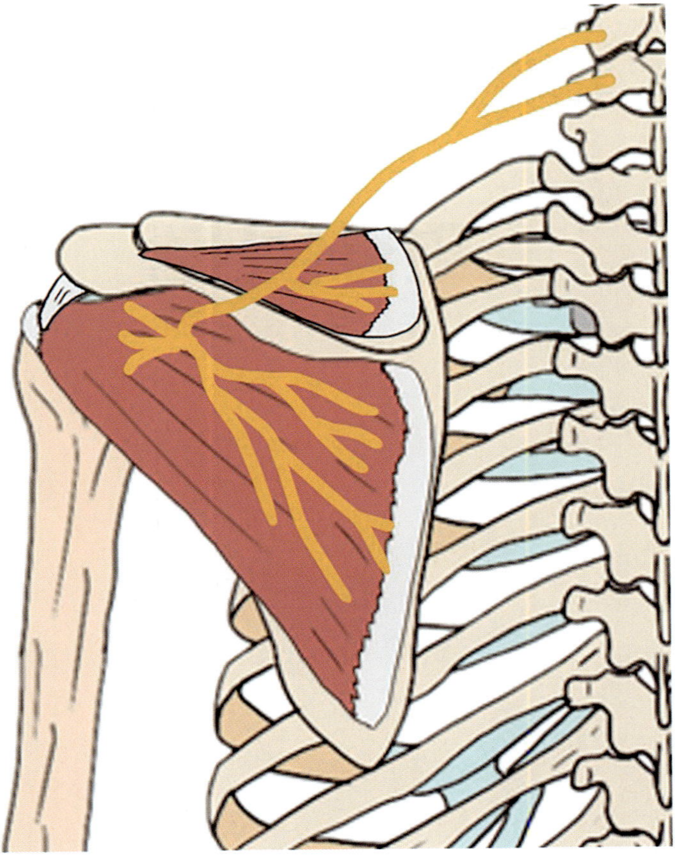

- 견갑상신경은 운동신경과 감각신경이 혼합되어 있으며 상완신경총의 상부 체간(superior trunk)에서 시작된다.

- 견갑상신경은 견갑상절흔(suprascapular notch)에서 가지가 분지되어 어깨관절의 후방부위와 견쇄관절의 일부 감각을 담당한다.

- 극상근과 극하근의 운동을 관장한다.

임상 팁 Clinical Tip

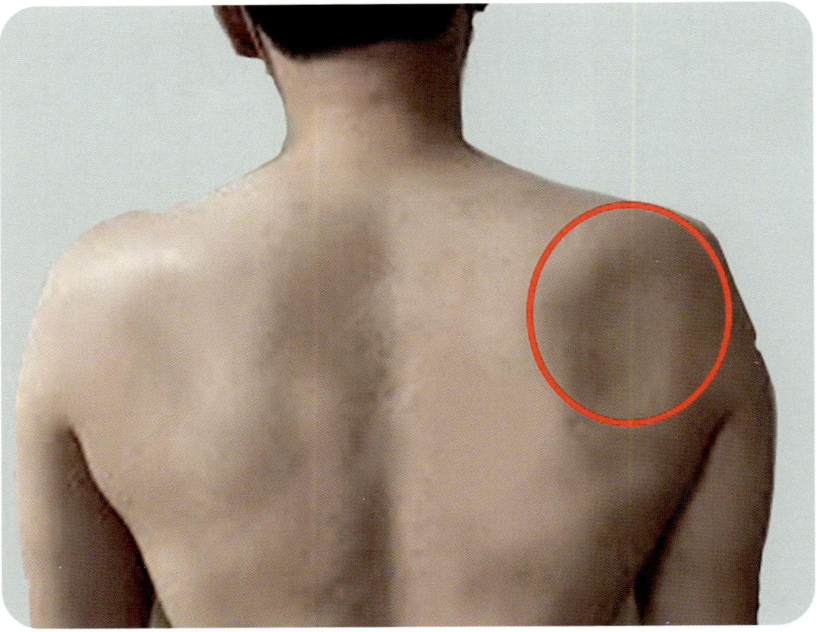

- 견갑상신경의 손상은 후외측 어깨에 둔하고 쑤시거나 타는 듯한 통증을 나타낼 수 있으며, 이는 목이나 동측 상지까지 방사될 수 있다.
- 머리 위로 어깨를 움직일 때 통증이 악화될 수도 있다.
- 어깨 외전과 외회전이 약해진다.

테이핑

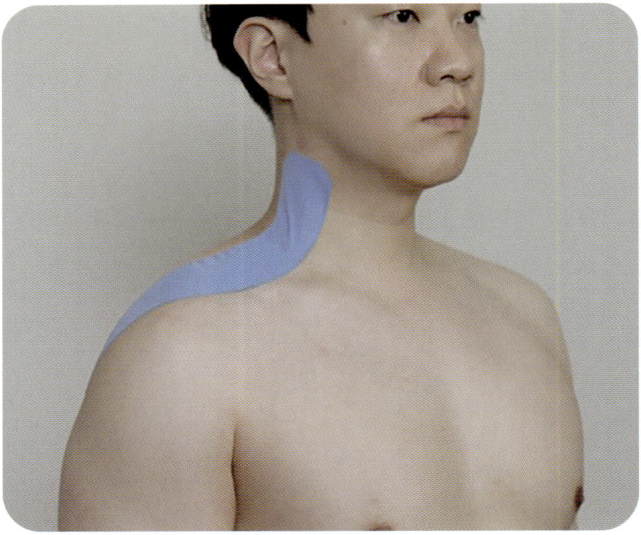

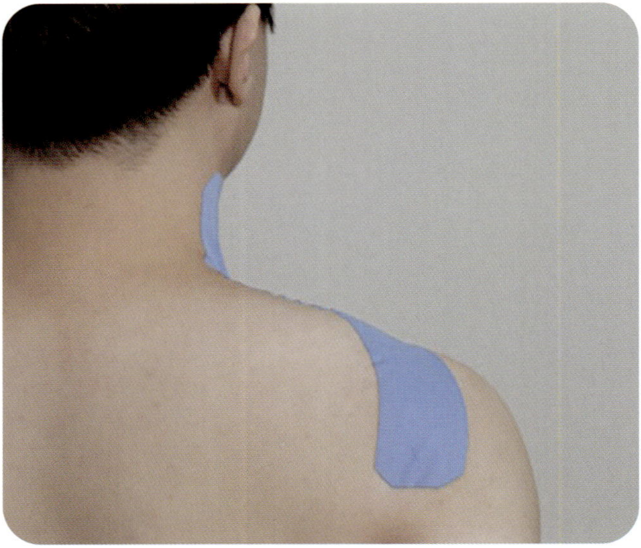

준비 테이프 폭 2.5cm I 자형

환자 자세 바로 서거나 앉은 자세

적용방법

❶ 테이프의 한쪽 끝 부분을 중하부 경추 횡돌기에 부착 고정시킨다.

❷ 극상근 위를 따라 테이프를 붙여 내려오다가 suprascapular notch > spinoglenoid notch로 방향을 바꿔가면서 부착한다.

Note

- 관절경 수술 이후 통증 조절 혹은 비수술적 치료에서도 많이 고려되는 타겟이다.
- 결절종 등이 호발하며, 익상견갑에서 마찰이 발생하면서 문제를 일으키기도 한다.

테이핑

체간

① 두판상근 Splenius Capitis Muscle

② 흉쇄유돌근 Sternocleidomastoid Muscle

③ 견갑거근 Levator Scapulae Muscle

④ 승모근 Trapezius Muscle: Upper, Middle, Lower

⑤ 전거근 Serratus Anterior Muscle

⑥ 복횡근 Transverse Abdominal Muscle

⑦ 광배근 Latissimus Dorsi Muscle

⑧ 극상인대/극간인대 Supraspinous/Ligament Interspinous Ligament

⑨ 천장관절 Sacrolliac Joint

⑩ 장흉신경 Long Thoracic Nerve

⑪ 상둔피신경 Superior Cluneal Nerve

1

두판상근
Splenius Capitis Muscle

해부학적 분석

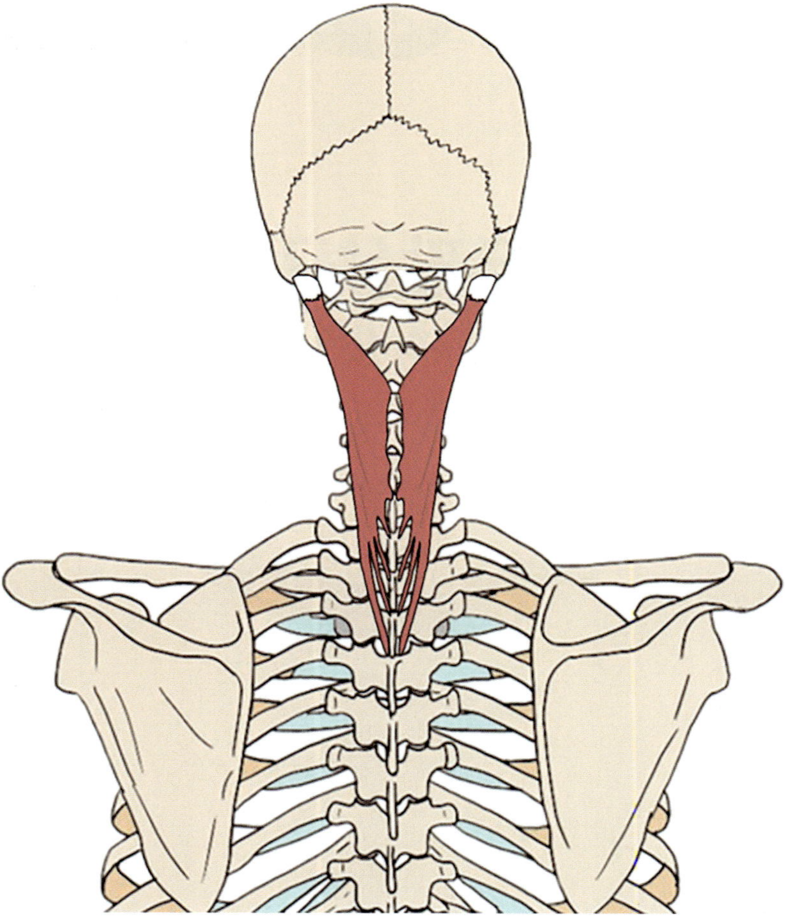

기시부	C3–T3 극돌기
종지부	유양돌기
기능	목의 신전과 외측 굴곡
신경지배	중, 하 경추 신경신경의 뒷가지(dorsal ramus)
협동근	두반극근, 경반극근, 견갑거근, 상승모근
길항근	목굴곡근, 흉쇄유돌근

임상 팁 Clinical Tip

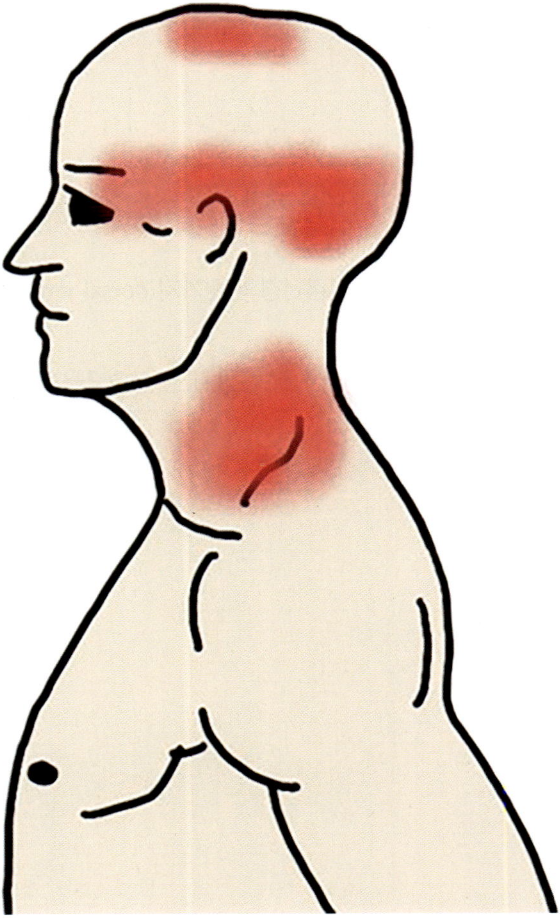

증상 통증은 목 주변에서 나타나기 시작하여 머리 정수리를 비롯해 외측 부위에서 눈까지 나타난다. 목 주변에 뻣뻣한 느낌이 있으며 통증으로 인해 목을 돌리기가 힘들다. 그러나 견갑거근의 경우보다는 그 정도가 다소 약하다. 이러한 증상은 등이 구부정하고 거북목을 한 자세에서 나타난다.

연관근육 두반극근, 경반극근, 견갑거근, 상승모근 그리고 목굴곡근이 있으며, 흉쇄유돌근과는 반대 작용을 한다.

테이핑

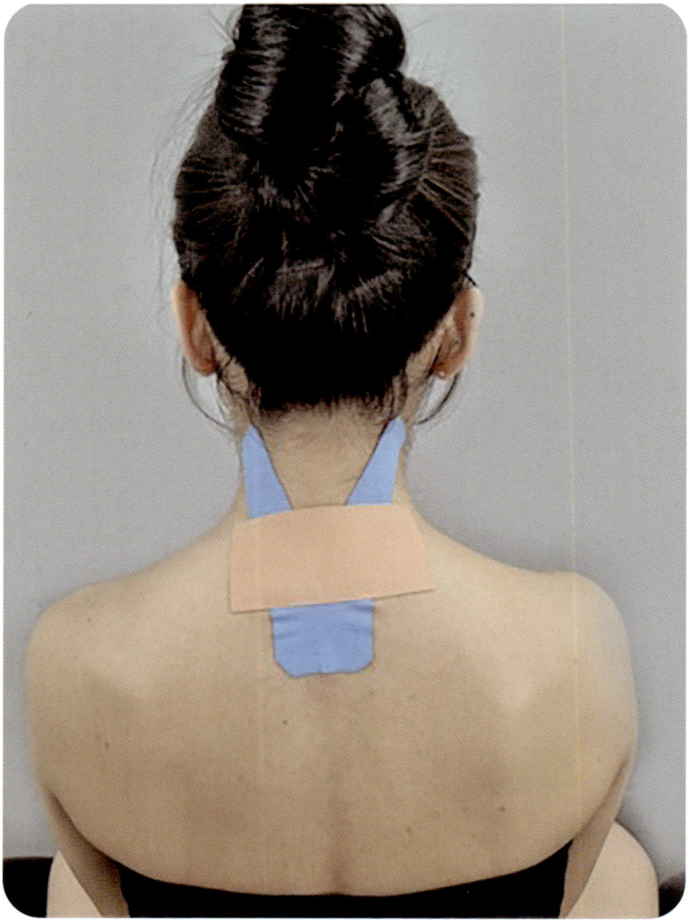

준비 테이프 폭 5 cm Y 자형, I 자형

환자 자세 바로 앉은 자세

적용방법

❶ 환자의 머리를 최대한 숙이게 한 다음 Y 자 테이프의 가장 밑 부분을 C7 극돌기에서 T4 극돌기까지 붙인다.

❷ C6에서 테이프의 두 갈래를 벌려 각 후두골의 유양돌기 밑 부분까지 붙인다.

❸ 경흉추 접합부(C7/T1)에 척추와 직각 방향으로 보강 테이핑을 한다.

2

흉쇄유돌근

Sternocleidomastoid Muscle

해부학적 분석

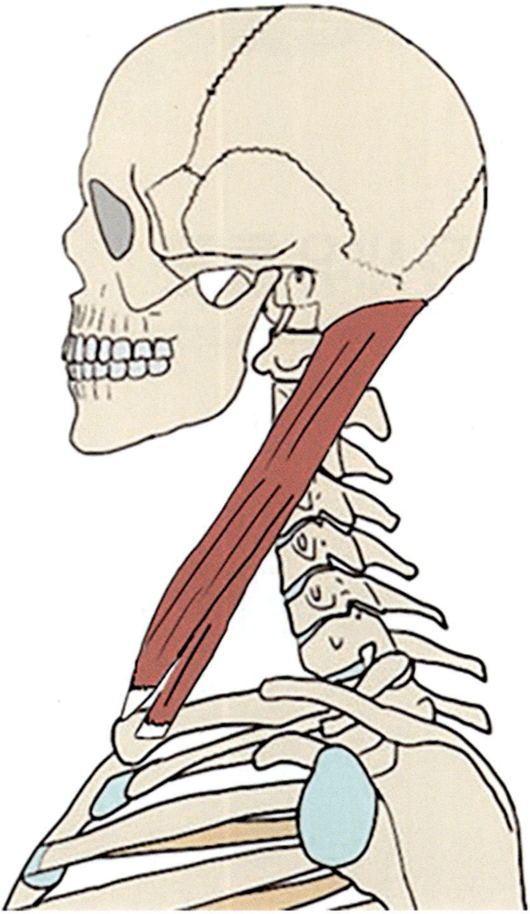

기시부 흉골병, 쇄골 내측 1/3 부위

종지부 유양돌기

기능 같은 방향으로 목을 굴곡시키고 반대 방향으로 회전시킨다.

신경지배 더부신경(제11뇌신경), C2, 3

협동근 상승모근, 사각근,

길항근 반대편 흉쇄유돌근, 두판상근(안정화시키는 기능에서는 협력근)

임상 팁 Clinical Tip

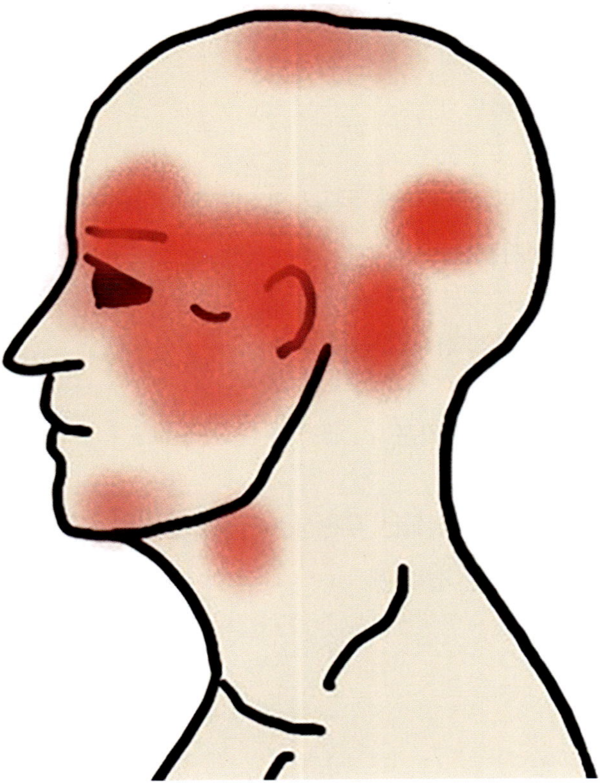

증상

- 이 근육에 문제가 생기면 목에 통증 또는 뻣뻣한 느낌이 있으나 그 정도는 미미하며, 문제가 있는 쪽으로 머리가 기울어지는 자세가 나타난다. 종종 긴장성 두통과 이명의 원인이 되기도 하며 충혈, 비염, 안검하수 증세를 보이는 경우도 있다.
- 통증은 이마, 눈, 귀 주변과 머리 후방 부위에 나타난다. 단순히 목의 회전이 힘든 경우에는 견갑거근을 반드시 의심해 보아야 한다.

연관근육

상승모근은 외측굴곡, 사각근은 흡기 시 서로 협력하고, 반대편 흉골 부분의 흉쇄유돌근은 목 회전 시 서로 길항작용을 한다.

테이핑

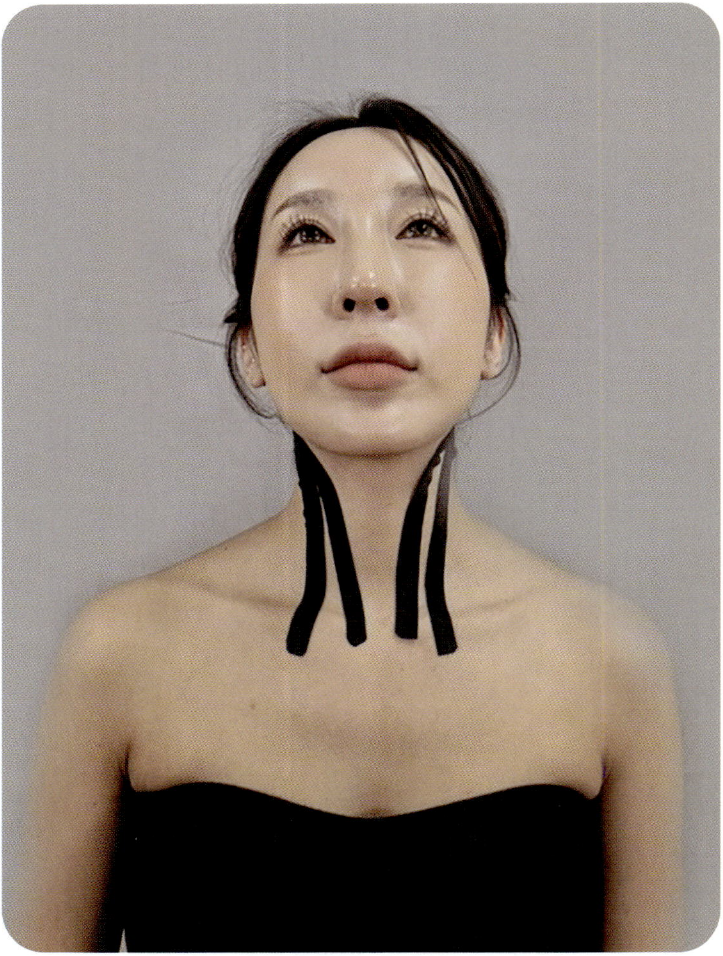

준비 테이프 폭 2.5 cm Y 자형

환자 자세 바로 앉은 자세

적용방법

1. 먼저 환자의 유양돌기에 Y자 밑 부분을 붙인다.
2. 환자의 목을 테이프 붙이는 방향으로 최대한 돌리고 약간 신전시켜 놓은 상태에서 흉쇄유돌근의 쇄골 부분과 흉골 부분을 함께 붙인다.

Note 흉쇄유돌근과 두판상근은 서로 밀접한 연관관계가 있으므로이 근육에 문제가 있을 시 반드시 두판상근도 함께 살펴보아야 한다.

3

견갑거근
Levator Scapulae Muscle

해부학적 분석

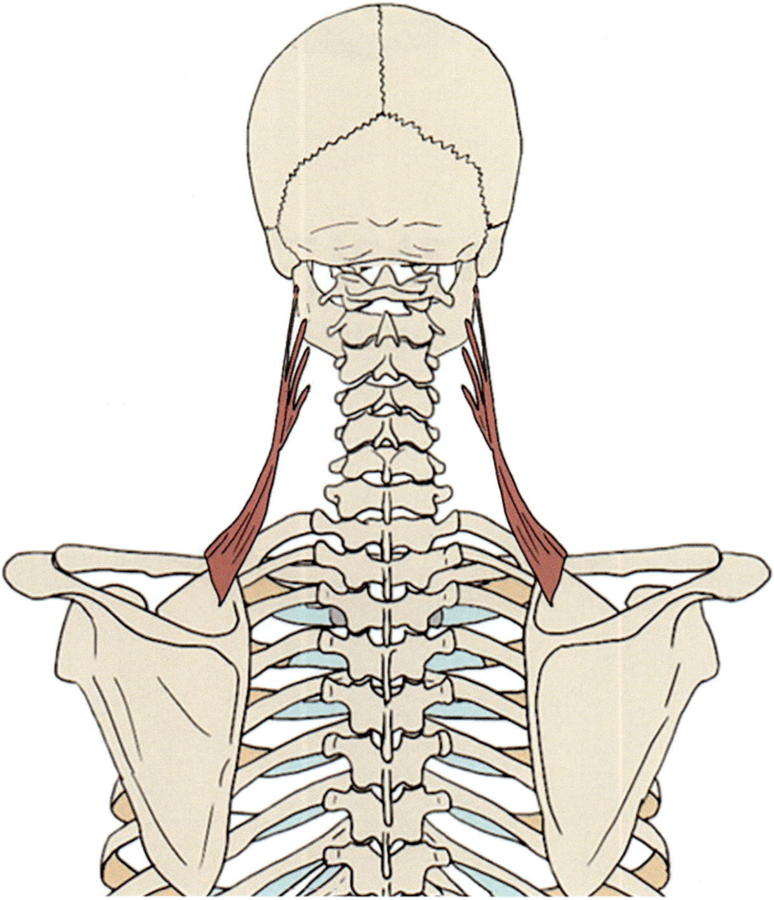

기시부 C1–C4 횡돌기의 후방결절

종지부 견갑골 내측연 상부

기능 견갑골 내회전 및 거상, 목 외측굴곡

신경지배 후견갑신경, C3, 4, 5, 6

협동근 경판상근, 사각근, 능형근

길항근 전거근, 중 · 하승모근

임상 팁 Clinical Tip

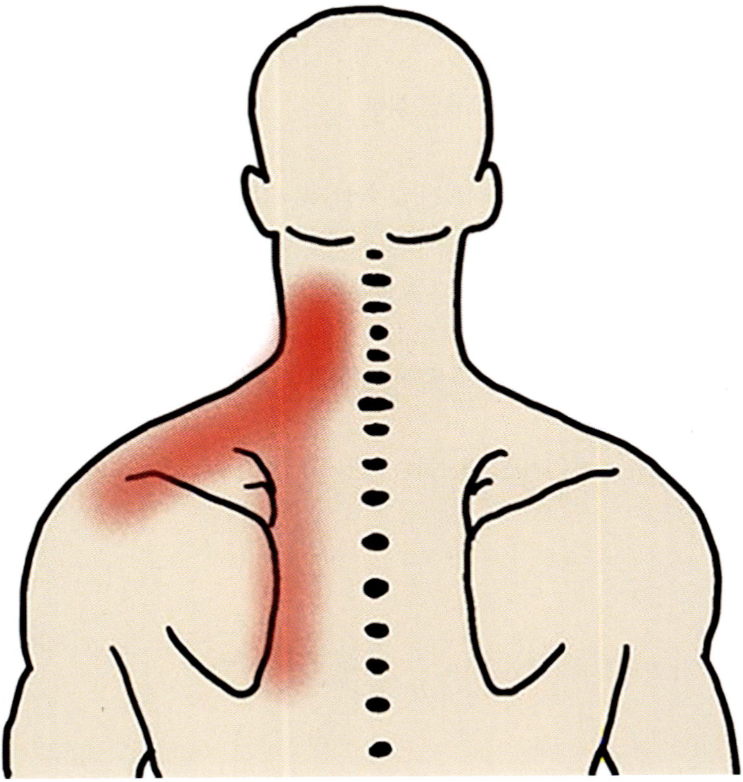

증상

- 이 근육은 목을 뻣뻣하게 하고 사경의 원인이 되는 대표적인 근육이기도 하다. 문제가 생기면 목을 돌리기가 힘들어 목을 돌리는 대신에 몸을 돌리는 경우가 있다. 견갑골과 경추 하부 사이가 가장 통증이 심하며, 가끔 호흡이 가쁜 경우도 나타난다. 이러한 증상은 컴퓨터 작업이나 전화 통화 시 목을 한쪽으로 장시간 기울일 때, 가방을 한쪽 어깨에 장시간 메는 경우에 많이 나타나며 테니스나 수영선수에게도 자주 찾아 볼 수 있다.

- 또한 두경부접합부 불안정증(craniocervical instability), 이명, 이통 등과 동반된 어깨 통증에서 이 근육의 문제를 의심해야 한다. 저자는 견갑배신경(dorsal scapular nerve)의 문제보다 견갑거근의 문제를 더 많이 경험하고 있으며 이로 인한 익상견갑 혹은 보상작용으로 인한 통증이 나타나는 경우를 많이 접한다.

연관근육 경판사근, 중사각근, 능형근

테이핑

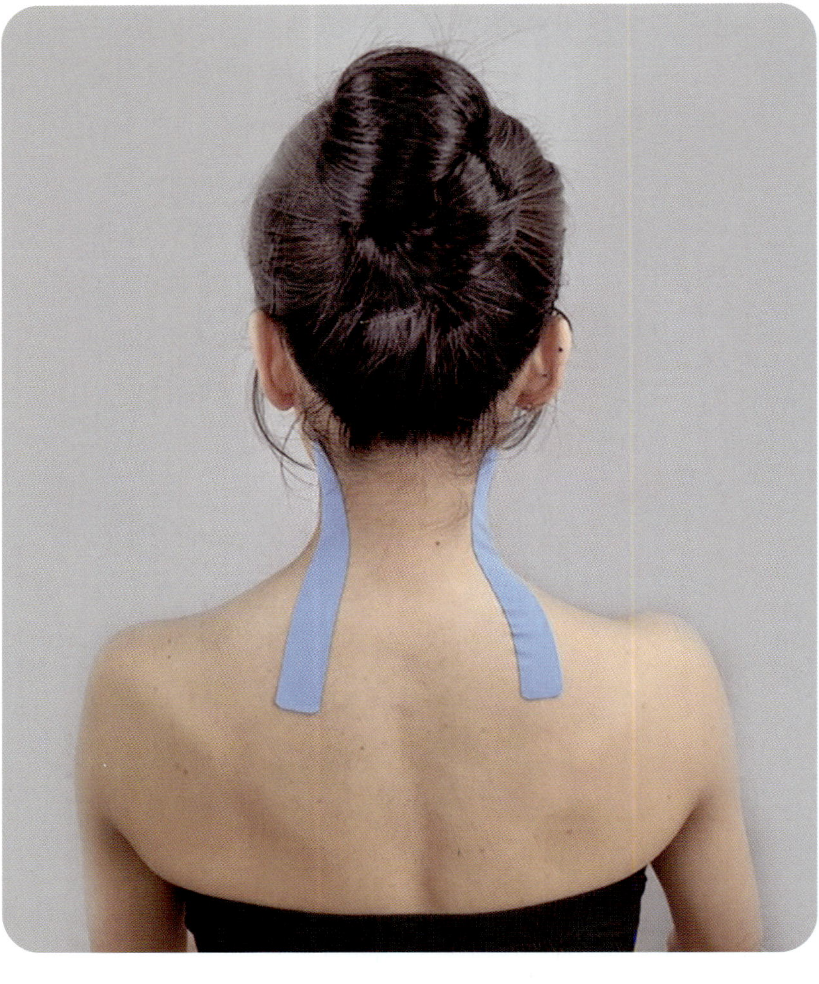

준비 테이프 폭 2.5 cm I 자형

환자 자세 바로 앉은 자세

적용방법

- 머리를 테이프 붙일 반대쪽으로 약간 숙이게 한 후 테이프의 한쪽 끝 부분을 귀 뒤쪽 상부 경추 횡돌기 부위에 붙인다.
- 환자 머리를 전방 외측으로 최대한 숙여 놓은 상태에서 테이프를 근육을 따라 견갑골의 내측 상각 부위까지 붙인다.

Note 흉쇄유돌근과 함께 테이핑을 하면 더 좋은 효과를 얻을 수 있다. levator scapulae 근위부 부착부에서 원위부 부착부까지 진행할 때 교차하면서 진행한다는 사실을 기억하고 이에 따라 슬립을 붙일 때 좋은 결과를 얻는다.

4

승모근

Trapezius Muscle: Upper, Middle, Lower

해부학적 분석

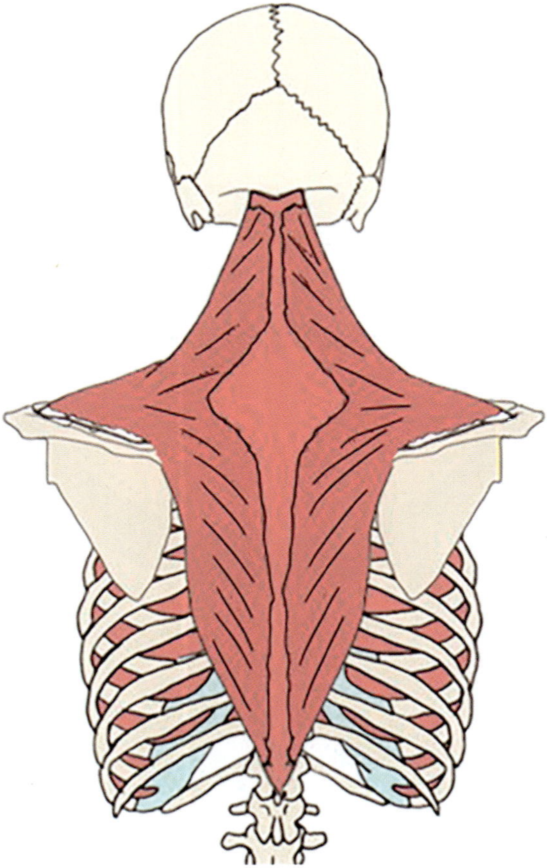

상승모근

- 기시부: 후두골, 항인대, C1–4 극돌기
- 종지부: 쇄골 외측 1/3, 견봉돌기
- 기능: 어깨 상승
- 신경지배: 더부신경(뇌신경 11번), C3, C4 복측지

중승모근

- 기시점: 항인대, C5–T3 극돌기
- 종지점: 견갑극, 견봉돌기
- 신경지배: 더부신경(뇌신경 11번)
- 기능: 어깨 후인

하승모근

- 기시점: T4–12 극돌기, 상극간인대
- 종지점: 견갑극의 상부 모서리
- 신경지배: 더부신경(뇌신경 11번)
- 기능: 어깨 후인 및 하강

임상 팁 Clinical Tip

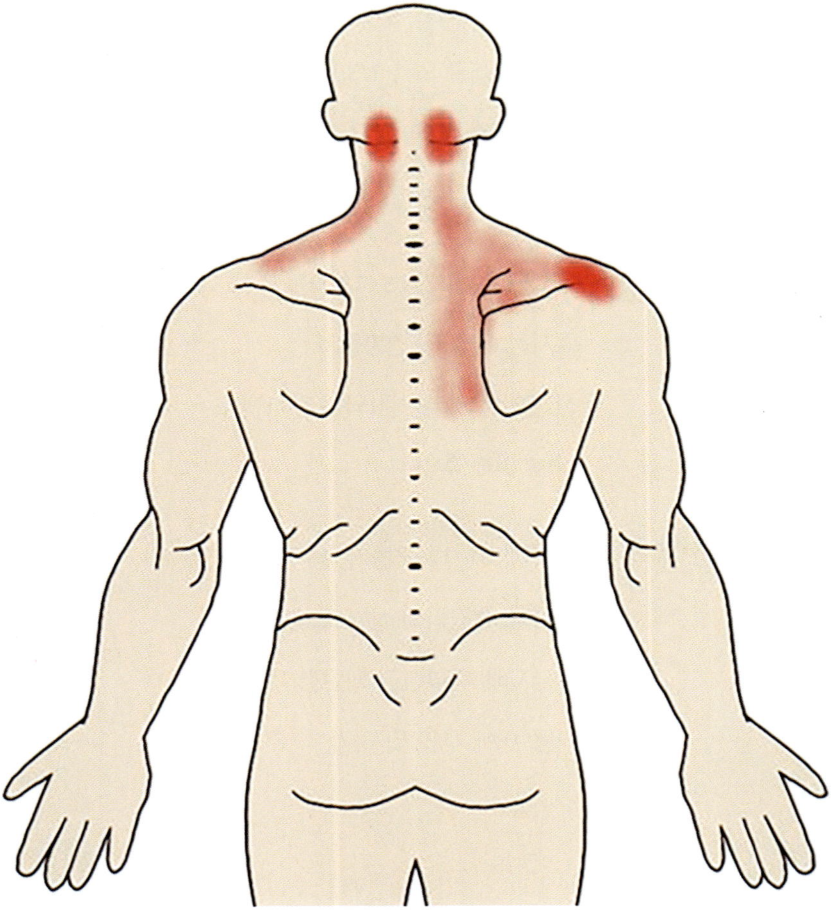

특징 전형적인 편두통과 긴장성 두통의 원인이 되는 근육이다.

증상 목의 뒤와 귀 뒷부분의 연관통, 견갑골과 견갑골 사이에 통증이 발생한다. 여성에게는 간혹 브라 끈을 너무 팽팽하게 한 경우도 문제가 발생할 수 있다.

연관 근육 견갑거근, 능형근, 전거근, 광배근

Note 컴퓨터 또는 책상에서 작업할 때 긴장과 스트레스로 어깨를 장시간 들어 올린 상태에서 빈번히 발생한다. 또한 대흉근, 소흉근의 긴장도 승모근의 문제를 유발시킬 수 있으므로, 이 근육들도 함께 살펴보아야 한다.

테이핑

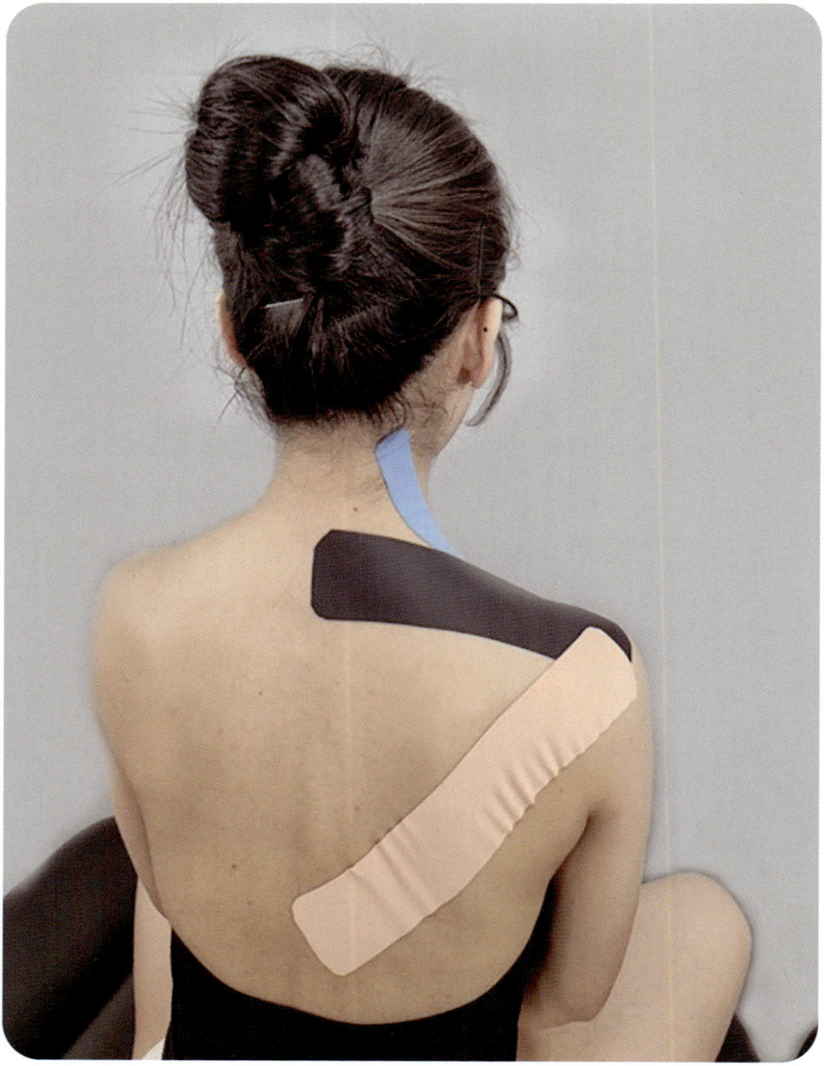

준비 테이프 폭 5 cm I 자형

환자 자세 바로 앉은 자세

적용방법

1. 상승모근: 테이프를 후두골 외측 끝에 붙인 다음, 환자에게 머리를 반대쪽으로 최대한 기울이게 하여 상승모근을 최대한 스트레칭시킨 상태에서 견봉돌기까지 붙여 나간다.
2. 중승모근: 테이프의 한쪽 끝 부분을 흉추1번–3번 극돌기에 붙인 다음, 환자에게 양팔을 서로 껴안고 상체를 앞으로 숙이게 한 상태에서 견갑골극 위를 따라 견봉돌기까지 붙인다.
3. 하승모근: 테이프의 한쪽 끝 부분을 흉추 4번–12번 극돌기 사이에 붙인 다음, 환자에게 양팔을 서로 껴 안고 등을 앞으로 숙이게 한 상태에서 견갑골극 아래를 따라 견갑골극 모서리까지 붙인다.

Note 승모근은 특별한 경우가 아니라면 좌우를 같이 테이핑하는 것이 일반적이다.

5

전거근
Serratus Anterior Muscle

해부학적 분석

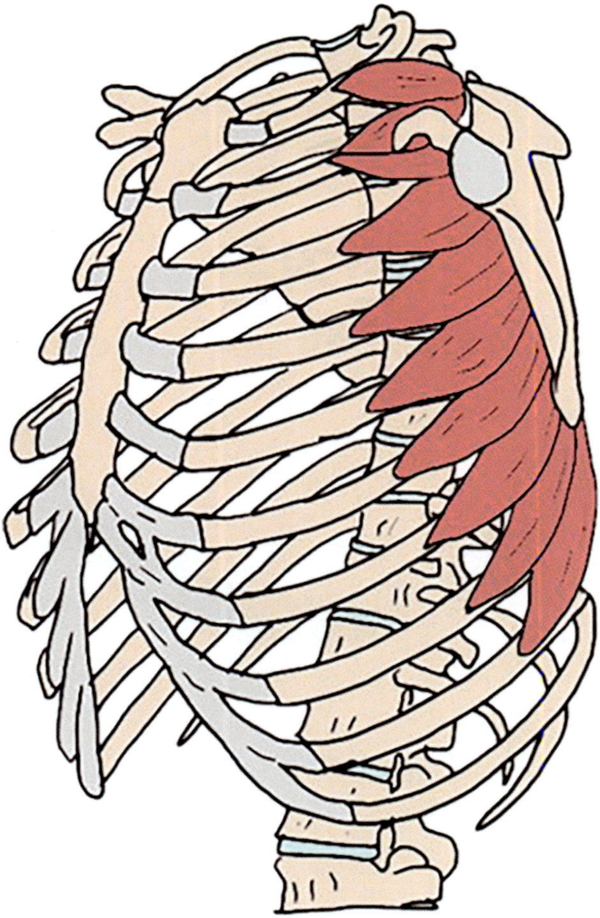

기시부 상위 1st – 9th 늑골의 외측 및 상면

종지부 견갑골 내측면의 늑골 표면

기능 견갑골의 외전, 능형근과 함께 견갑골을 흉곽에 밀착 역할, 강제 흡기 작용

신경지배 장흉신경, C5, 6, 7, 8

협동근 승모근(trapezius), 견갑거근(levator scapulae), 소흉근(pectoralis minor)

길항근 능형근(rhomboid), 광배근(latissimus dorsi), 중승모근(middle trapezius)

임상 팁 Clinical Tip

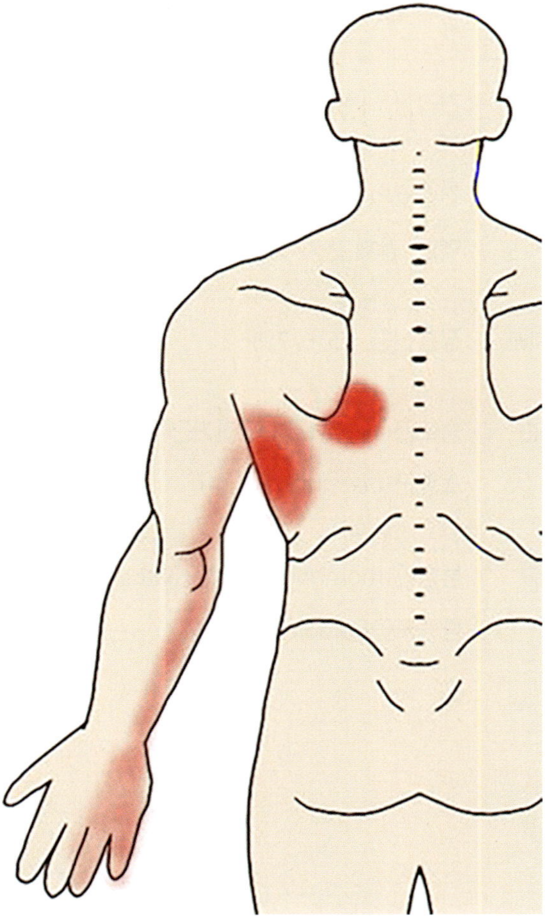

증상

- 호흡이 가쁘게 되며 심호흡하기가 어렵고, 병변이 있는 쪽을 바닥으로 해서 눕기가 힘들다. 심한 경우에는 가슴에 통증이 나타난다.
- 전거근의 압통점은 심근경색증과 유사하며 견갑골 내측 아랫부분과 겨드랑이 바로 밑 옆구리 부위에 통증이 나타난다.

연관근육

- 소흉근, 견갑거근, 승모근은 견갑골의 상부 회전에서 서로 협력관계를 가진다.
- 광배근, 중승모근, 능형근은 어깨 외전 시 서로 길항작용을 한다.

테이핑

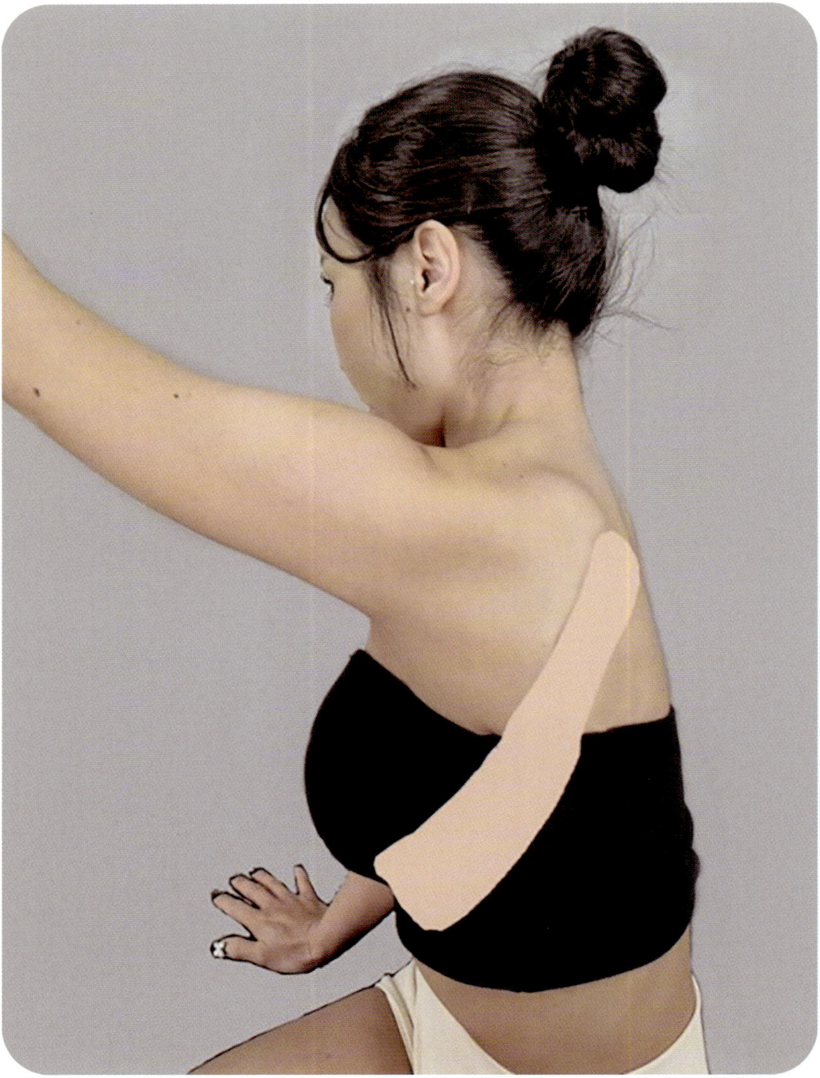

준비 테이프 폭 5 cm I 자형

환자 자세 바로 앉은 자세

적용방법

❶ 팔을 들어 올리게 한 다음 테이프의 한쪽 끝 부분을 2nd – 9th 늑골 외측 부위에 부착 고정시킨다.

❷ 팔을 머리 위로 최대한 들어 올리고 몸을 반대편으로 기울이게 한 상태에서 테이프의 다른 한쪽 부분을 견갑골 내측연까지 상방으로 비스듬히 붙여 올라간다.

Note 견갑골을 흉곽에 안정화시키기 위한 경우에는 능형근을 함께 테이핑하는 것이 좋다.

6

복횡근
Transverse Abdominal Muscle

해부학적 분석

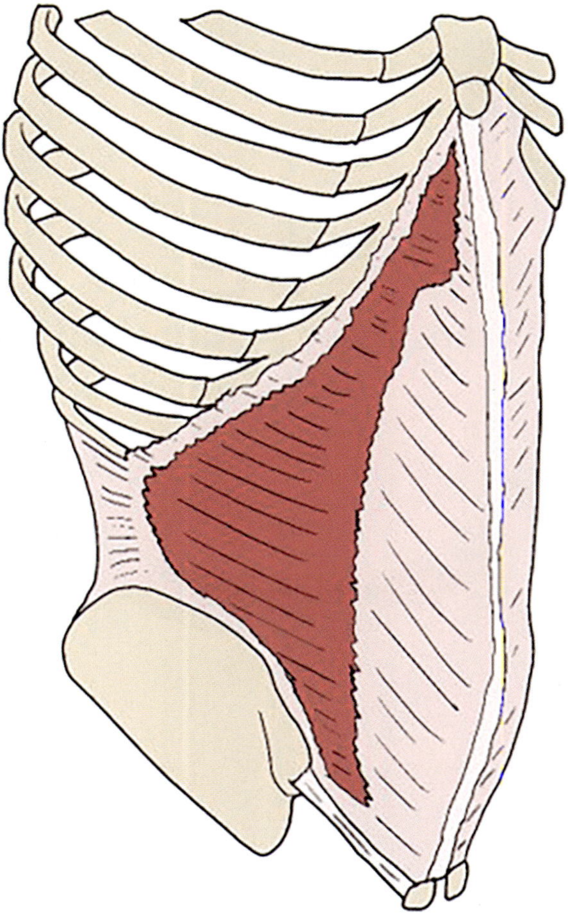

기시부 흉요근막(throcolumbar fascia),
늑골 6번 – 12번(6th – 12th ribs),
장골릉 후방 1/2 부위

종지부 백색선, 복건막, 서혜인대와 장골능의 전방 1/2

기능 한쪽 수축 – 반대쪽으로 상체굴곡과 회전 양쪽 수축 –
체간 굴곡

신경지배 7번 – 12번 늑간신경

협동근 반대측 내복사근, 복직근, 요근

길항근 반대측 외복사근, 동측 내복사근

임상 팁 Clinical Tip

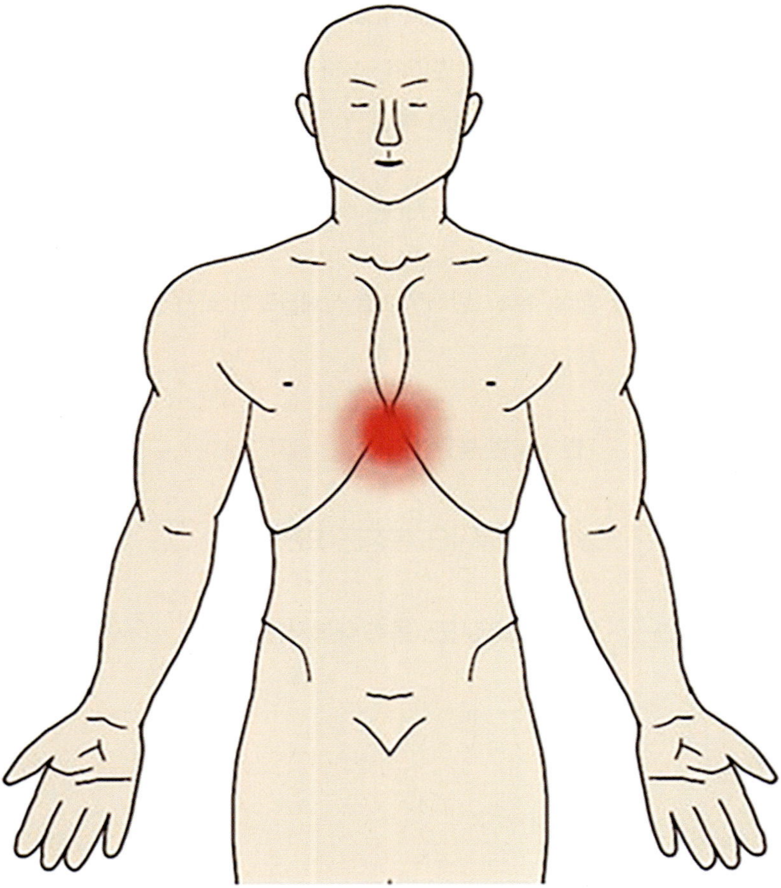

특징 복횡근은 다른 복근과 같이 요통과 골반의 안정화 및 자세에 중요한 근육이다.

증상 허리의 힘이 약해지기도 하고, 상복부 및 앞쪽 늑골경계를 따라 통증이 나타날 수 있다.

연관근육 내/외 복사근, 복직근, 장요근

Note 복횡근은 복근운동에서 키가 되는 근육으로 다양한 질환의 치료에 이용되어 왔다. 특히, 역류성식도염, 요통 등의 치료에 있어서 복횡근을 활성화시키고, 강화시키는 방법을 통해 좋은 결과를 얻을 수 있기 때문에 운동과 병행하여 치료할 때 큰 도움을 받을 수 있다. 또한, 복횡근의 이상이 있을 때 식사 후 배가 늘어나거나 소화불량이 발생할 수 있기 때문에 임상증상과 이학적 검사를 통해 접근하여 적절하게 사용할 때 좋은 결과를 얻을 수 있다.

테이핑

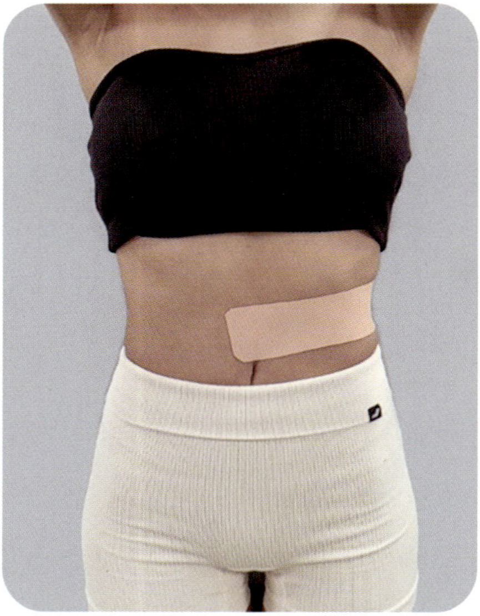

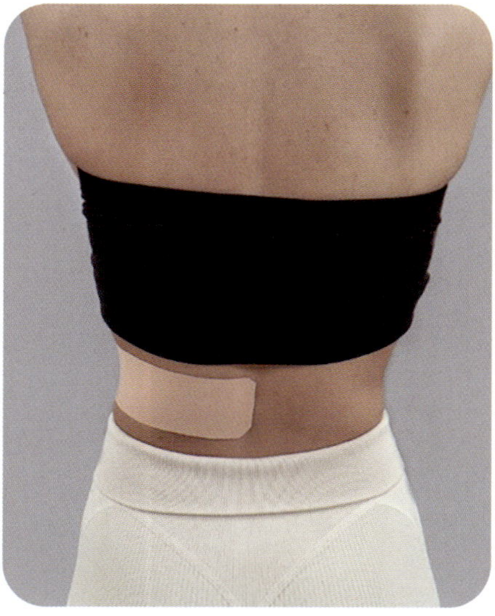

준비 테이프 폭 5 cm I 자형 혹은 Y 자형

환자 자세 바로 선 자세

적용방법
1. 테이프의 한쪽 끝 부분을 요추의 흉요근막 부위에 부착 고정시킨다.
2. 환자의 상체를 테이프를 붙이는 반대 방향으로 최대한 돌린 상태에서 복부 중앙을 향해 테이프를 수평 방향으로 붙여나간다.
3. 반대쪽 복횡근을 붙일 때는 앞에 방법과 반대로 시행한다.

7

광배근

Latissimus Dorsi Muscle

해부학적 분석

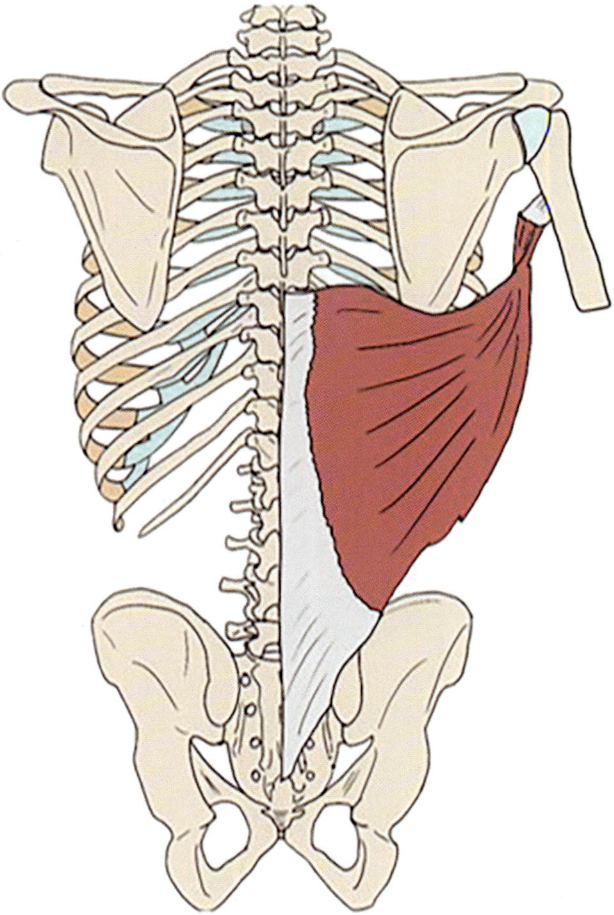

기시부 흉추 7번부터 천골과 장골능 후방면에 걸친 흉요근막, 늑골 9번 – 12번, 견갑골 하각

종지부 상완골의 결절간구

기능 상완골 신전, 내전과 내회전, 견갑골하강

신경지배 흉배신경, 경신경 6번 – 8번

협동근 대원근 능형근, 대흉근

길항근 삼각근, 승모근

임상 팁 Clinical Tip

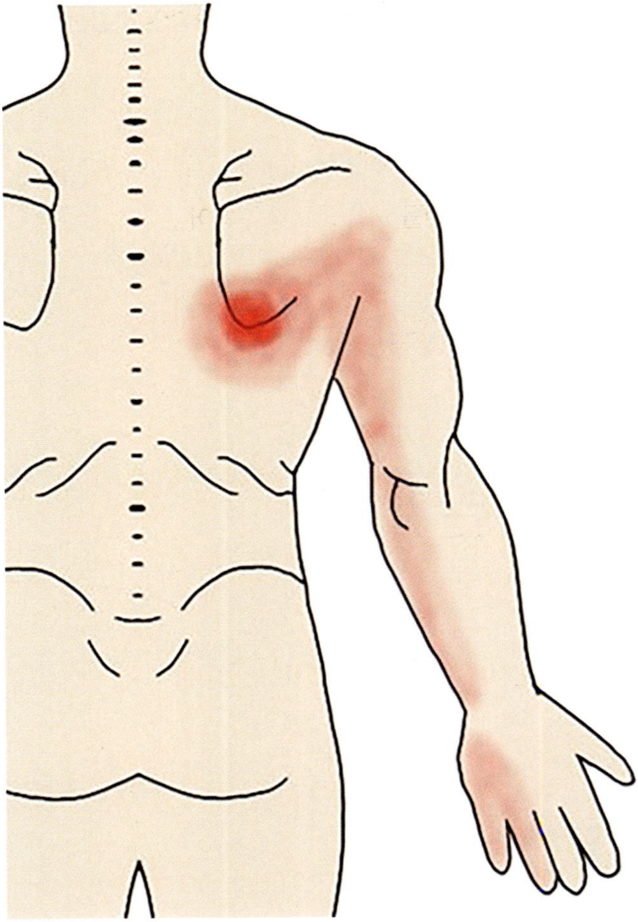

특징 만성적 어깨 통증과 만성적 요통의 한 원인이기도 하다.

증상 수영할 때 팔을 뻗어 뒤로 물을 잡아당길 때 또는 선반 위에 무엇을 꺼내려고 팔을 뻗어 들어올리는 경우에 견갑골 하각 부위 통증 또는 옆구리 통증이 나타날 수 있다. 통증은 대부분 한쪽에 유발된다.

연관근육 대원근, 상완 삼두근

Note 광배근은 허리통증과 어깨 통증이 동반되었을 때 혹은 요통 후 발생한 어깨통증이 있을 때, 누웠을 때는 어깨 통증이 없으나 서있을 때 어깨 통증이 있는 경우 의심해볼 수 있다. 이러한 경우 광배근에 테이핑을 부착하면 통증이 줄어들기 때문에 어깨 질환의 치료에 있어서 감별점으로 이용할 수 있다.

테이핑

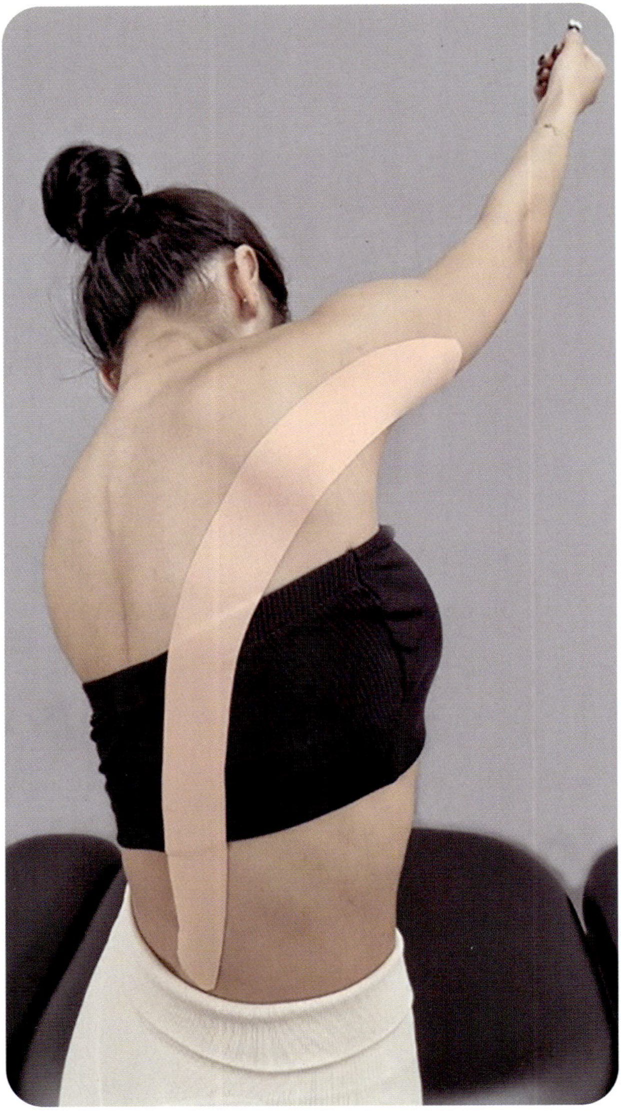

준비 테이프 폭 5 cm I 자형

환자 자세 바로 선 자세

적용방법

❶ 테이프의 한쪽 끝 부분을 흉요근막과 후상장골극 부위에 부착 고정시킨다.

❷ 팔을 외회전시킨 채 높이 들어 올리게 하고 상체를 반대쪽으로 외측굴곡시켜 놓은 상태에서 견갑하각을 지나 상완골의 결절간구까지 붙여 올라간다.

Note 광배근에 문제가 있을 시 대흉근을 함께 테이핑하면 더 좋은 효과를 얻을 수 있다.

8

극상인대/ 극간인대

Supraspinous Ligament / Interspinous Ligament

해부학적 분석

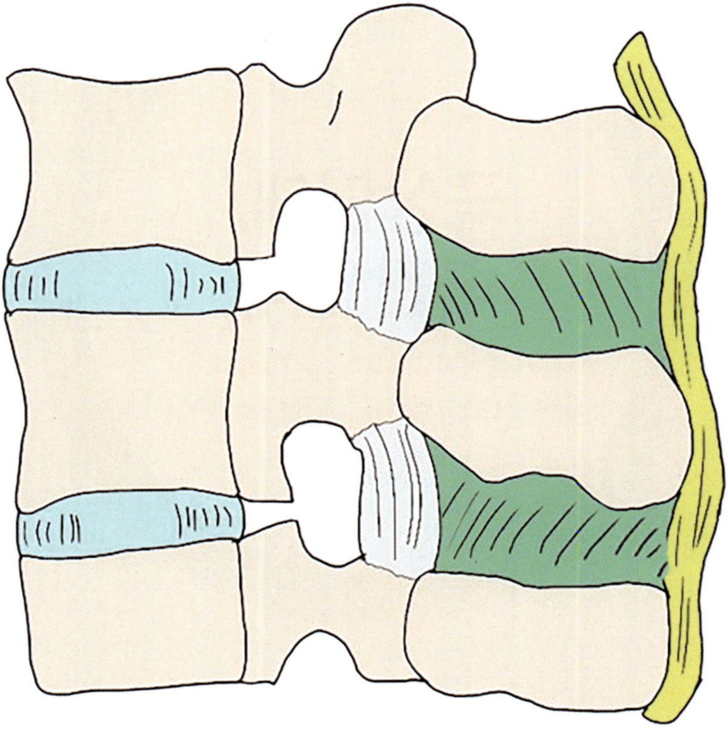

- 극간인대(interspinous ligament; ISL)는 극돌기와 극돌기 사이에 존재해 있으면서 인접한 극돌기를 연결하는 얇고 짧은 결합 조직이다. ISL은 혈관이 잘 분포되어 있으며 특히 등쪽과 측면 표면에 감각신경을 포함하고 있다.

- 극상인대(supraspinous ligament; SSL)는 각 극돌기의 끝 부분을 서로 연결하는 얇고 긴 결합조직이다. 머리의 직립 자세를 유지하는 데 도움을 준다. 상체 굴곡 시 늘어나며, 전방 굴곡 시에 극돌기의 분리를 막아주는 역할을 한다. 과굴곡 시에 극간인대와 극상인대가 가장 먼저 손상된다.

임상 팁 Clinical Tip

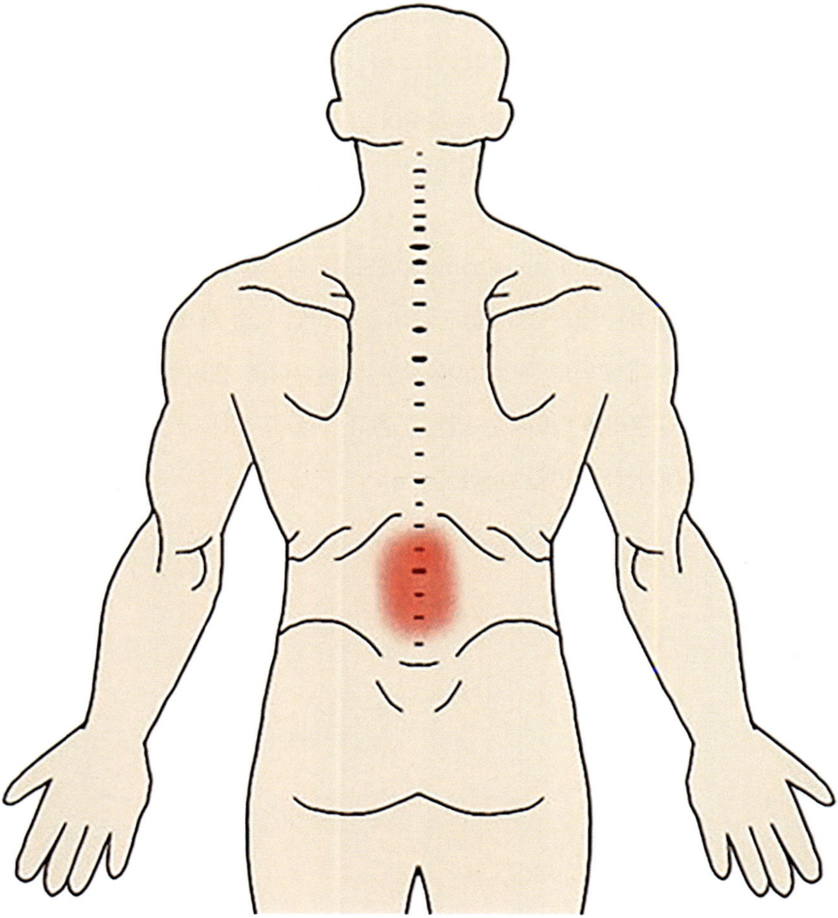

병력

- 외상에서는 굴곡/신전 손상 혹은 과굴곡, 과신전 손상으로 발생하며 통증은 보통 지엽적이나 넓게 퍼져서 나타날 수도 있기에 주의를 요한다.
- 경부와 요추에서 극상인대, 극간인대를 구성하는 근육이 다르기 때문에 주의를 요하며 협착증의 보존적 치료에서 중요한 역할을 한다.
- 서 있는 자세로 유지할 때나 신전 자세가 불편하다.

임상 검사

- 주로 신전 자세에서 지엽적인 통증을 일으키나 가끔은 완전히 굴곡된 상태에서 통증이 발생하기도 한다.
- 양쪽 외측 굴곡 동작은 자유롭게 나타난다.

테이핑

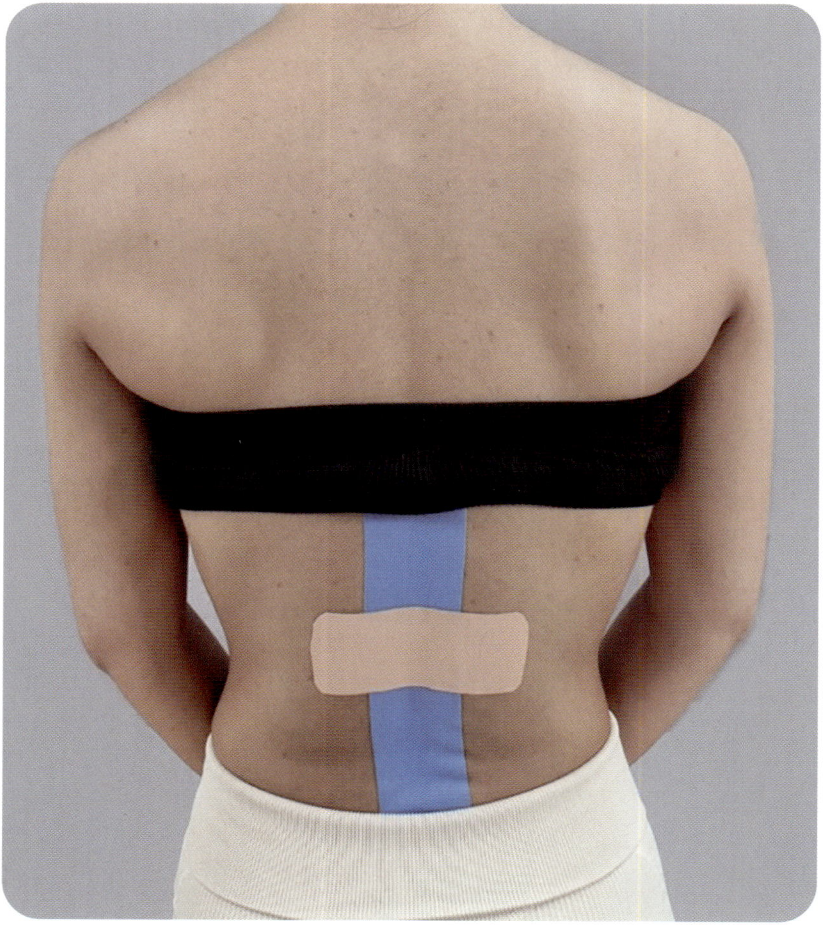

- 테이핑은 극상/극간인대 주행 방향을 따라 부착한다.
- 병변 부위에 횡 방향으로 보강 테이핑을 한다.
- 목에서 항인대골화증(ONL)이 있으면서 협착증이 동반되었을 때는 충격파나 운동치료의 적용과 수동적 교정 후 테이프를 부착한다.

Note 요추의 경우 ISL이 후관절, 황색인대, 흉요근막 등과 밀접한 관계가 있기 때문에 중요성이 더 크다. 척추관 협착증 및 근육 위축이 있는 경우 다열근 테이핑과 함께 붙여서 시너지 효과를 얻을 수 있다. 과전만에서는 수동적 굴곡 후 테이핑을 적용하고, 협착증에서는 수동적 신전 후 테이프를 부착하여 근육의 부하를 덜어주는 것이 좋다.

9

천장관절

Sacrolliac Joint

해부학적 분석

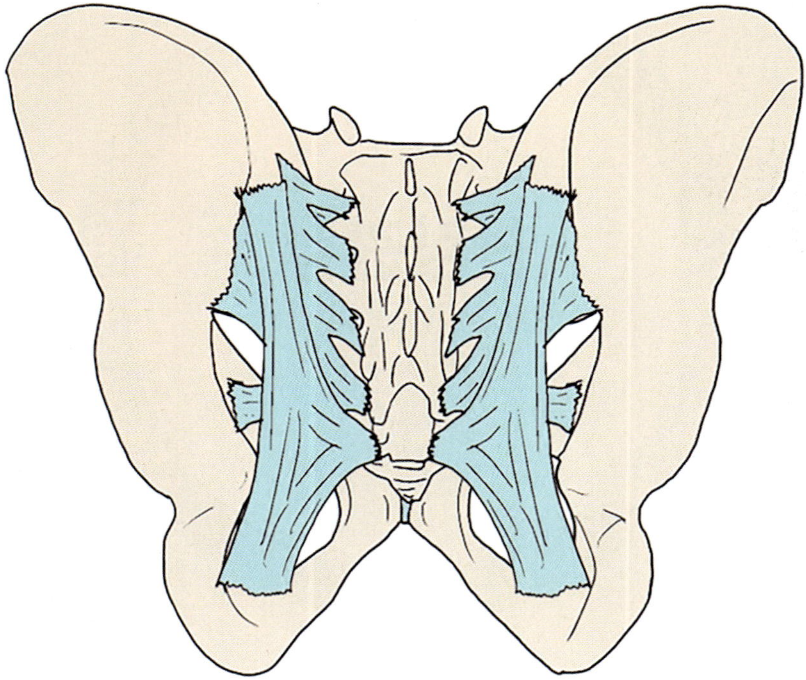

- 천장관절은 골반과 하부 척추를 연결하고 있으며, 이 두 관절은 천골로 알려진 꼬리뼈 위의 뼈 구조와 장골로 알려진 골반의 상단 부분으로 구성된다. 천장관절은 서 있을 때 상체의 무게를 지탱한다.

- 관절은 두 가지 종류의 연골로 덮여 있다. 천골 표면에는 유리질 연골이 있고 장골 표면에는 섬유연골이 있다. SIJ의 안정성은 주로 일부 뼈 구조와 매우 강한 내재 및 외재 인대의 조합을 통해 유지되어 있고, 관절 공간은 일반적으로 0.5~4 mm 이다.

- 천장관절은 다음의 인대를 포함하고 있다.
    - 전방 천장관절인대(anterior sacroiliac ligament)
    - 후방 천장관절인대(posterior sacroiliac ligament)
    - 골간 천장관절인대(Interosseous sacroiliac ligament)
    - 천골결절인대(Sacrotuberous ligament)
    - 천극인대(Sacrospinous ligament)

임상 팁 Clinical Tip

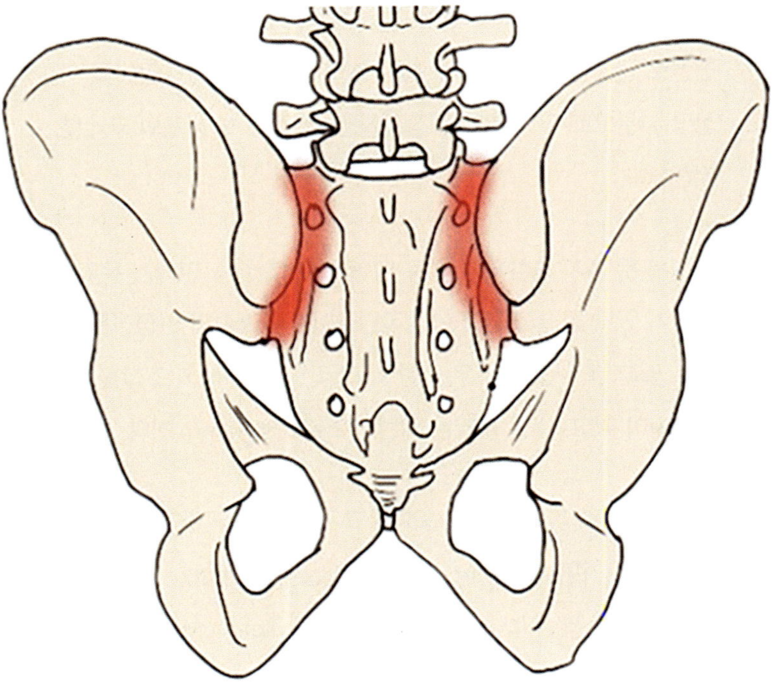

- 천장관절은 요통과 밀접한 관계를 가지고 있다. 천장관절의 안정화는 후방 천장관절인대와 전방 천장관절 인대, 후방 장 천장관절인대 등을 통해 이루어진다.

- 특히 천장관절이 고착이 되었을 때 좌골신경통을 동반한 심각한 요통이 나타나기도 한다.

테이핑

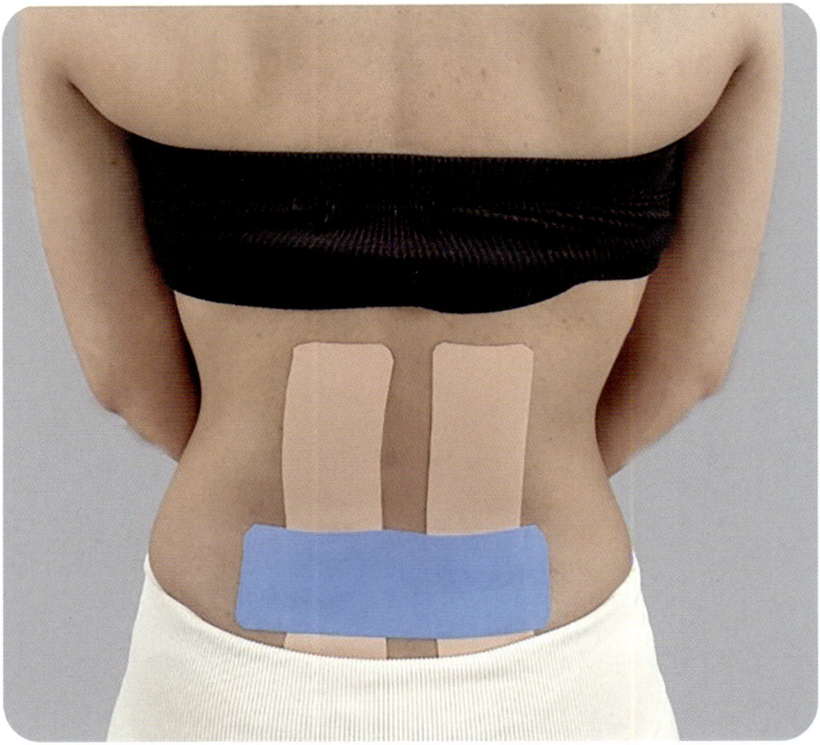

준비 테이프 5 cm Y 자형 혹은 I 자형

환자 자세 서거나 바로 앉은 자세

적용방법 ❶ 천장관절은 관절을 따라 인대의 주행 방향에 맞게 테이핑을 하는 것이 좋다. 굴곡상태에서 2–3가닥으로 붙이는 것을 추천한다.

❷ 횡 방향으로 보강 테이핑을 한다.

Note 천장관절 문제는 요통의 1/3에서 동반된다는 문헌 보고가 있으며 프롤로 치료나 충격파 치료에 대한 반응이 좋은 관절이기 때문에 간과해서는 안된다. 요통의 일반적인 치료에 반응하지 않을 때 꼭 적용해 본다.

10

장흉신경

Long Thoracic Nerve

해부학적 분석

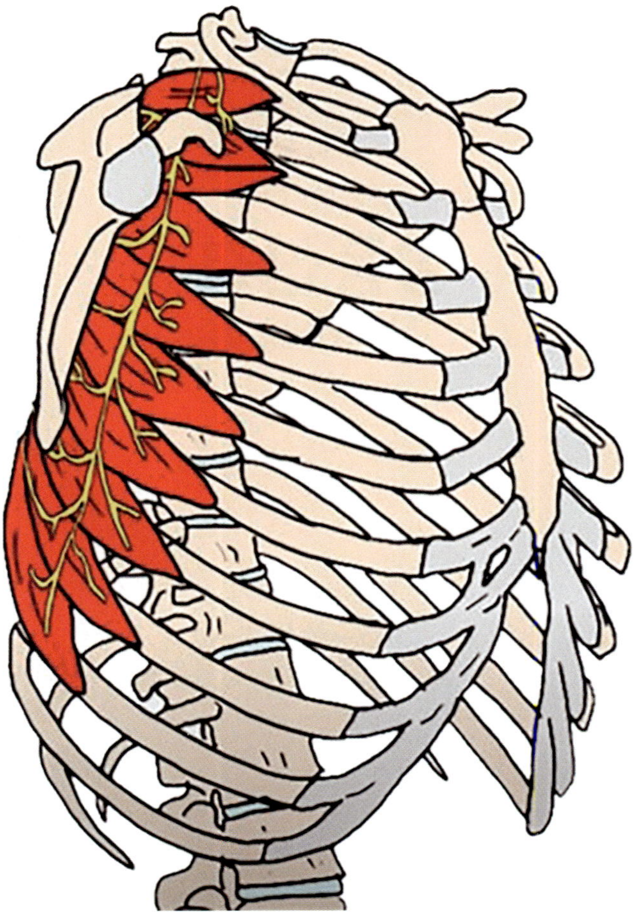

- 장흉신경은 상완신경총의 C5, C6, C7으로 부터 시작하여 몸의 측면을 따라 주행하며 전거근의 운동에 기여한다.
- 견갑배신경(Dorsal scapular nerve) 보다 심층으로 주행하며 경추의 횡돌기 뒤편으로 주행할 때, 1st rib에 전거근으로 갈 때 문제가 발생하는 경우가 많다.

임상 팁 Clinical Tip

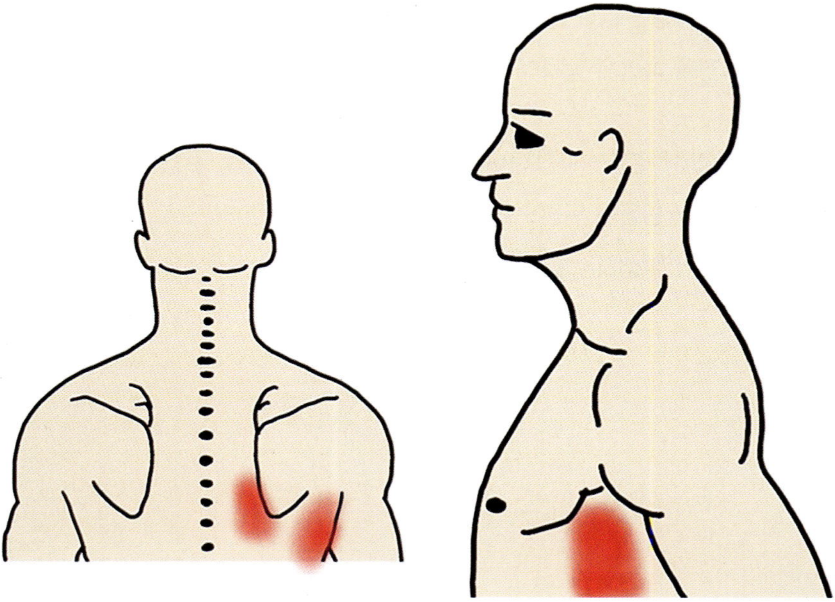

- 장흉신경에 손상을 입었을 때 그 증상은 경미한 경우가 많다. 증상이 있는 경우 어깨 뒤쪽이나 견갑골이 타는 듯한 통증이 나타날 수 있다.
- 일부 부상이나 병변은 전거근의 일부 혹은 전체를 마비시켜 견갑골 내측이 들리는 익상견(scapular dyskinesia)을 유발할 수 있다.
- 장흉신경으로 인한 익상견은 환자가 팔을 앞으로 들어 올리거나 뻗은 팔을 벽에 대고 밀 때 가장 두드러지게 나타난다.

테이핑

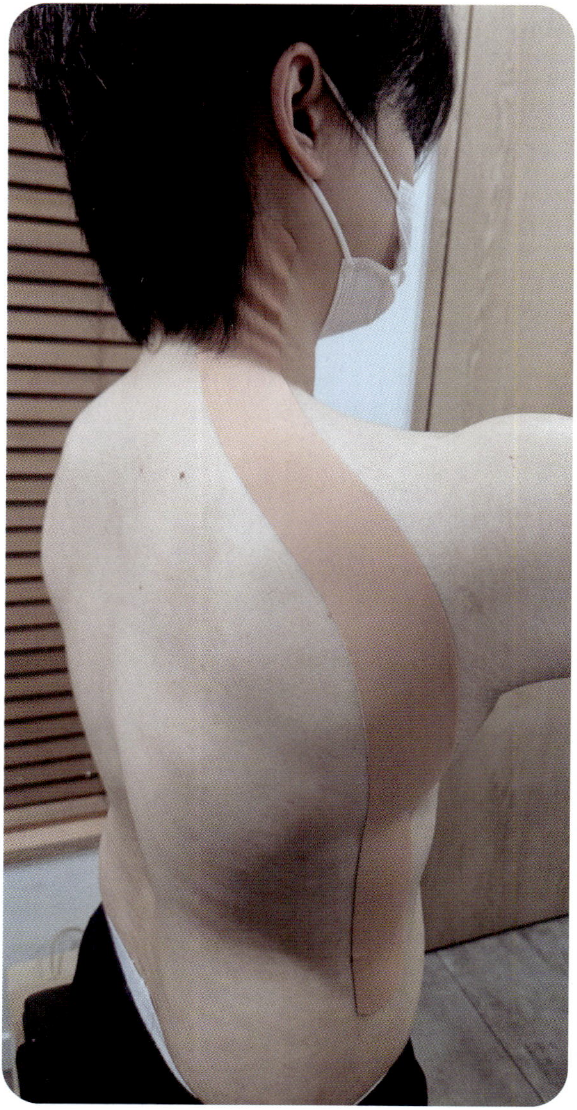

준비 테이프 2.5 cm 혹은 5 cm I 자형

환자 자세 바로 눕거나 바로 앉은 자세

적용방법 테이프를 C5 후방 횡돌기에서 시작하여 쇄골 외측 1/3과 아래 첫 번째 갈비뼈를 지나 전거근(SA)에 수직 방향으로 부착한다.

11

상둔피신경

Superior Cluneal Nerve

해부학적 분석

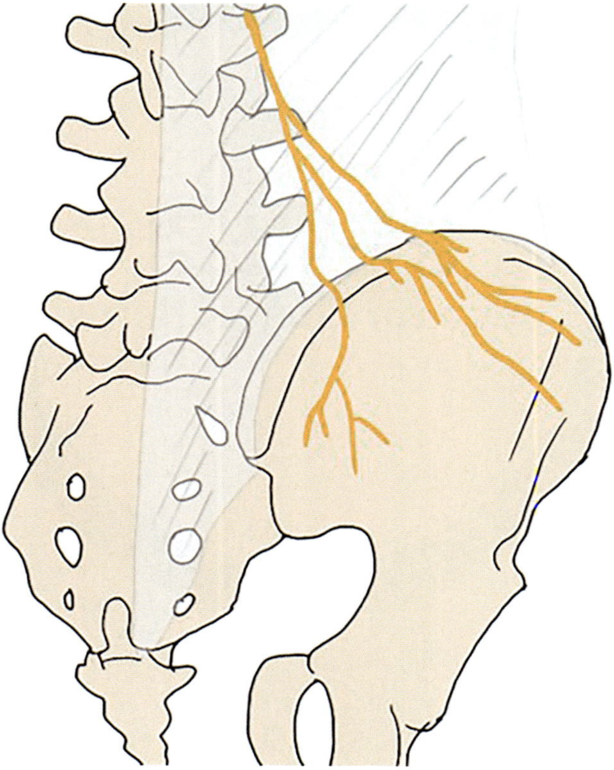

- 둔피신경은 요추 1, 2, 3 배측가지의 외측 분지이다. 상둔피신경은 감각신경으로 엉치 상부의 피부 감각에 관여한다.
- TL junction syndrome 혹은 메인 신드롬(Maign syndrome)의 원인이 되는 신경이다. 요통이 중심부 7–9 cm 바깥쪽에서 나타날 때 의심해야 한다.
- 신경포착이 있을 때 움직이지 못할 정도의 급성 요통이 발생할 수 있고, '뻑' 소리가 났다고 하는 경우에도 촉진시 통증이 있다면 상둔피신경 문제를 의심해 봐야 한다.

임상 팁 Clinical Tip

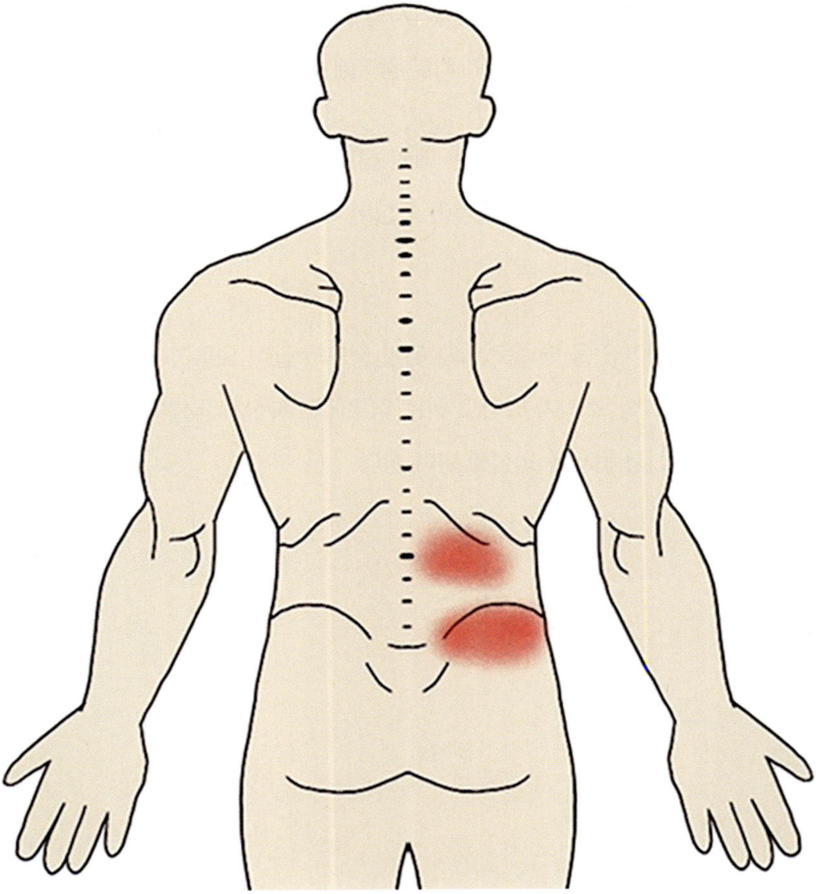

- Maigne syndrome(일명 흉요추 증후군)은 흉추와 요추가 만나는 부위의 관절, 근육으로 인해 상둔피신경(Superior cluneal nerve)에 자극이 발생하는 것이다. 특히 이와 관련된 통증은 허리 하부, 장골능을 따라 둔부 및 천장관절 부위에 통증이 나타날 수 있다. 때로는 허벅지 외측과 후방 부위에 방사통이 나타나기도 한다.

- 심한 회전과 신전 동작에서 급성 통증을 일으키고, 만성 통증의 경우에는 일반 요통과 구별하기가 어렵다.

- 통증 부위 반대편으로 외측굴곡 시 통증이 증가하는 특징이 있다.

테이핑

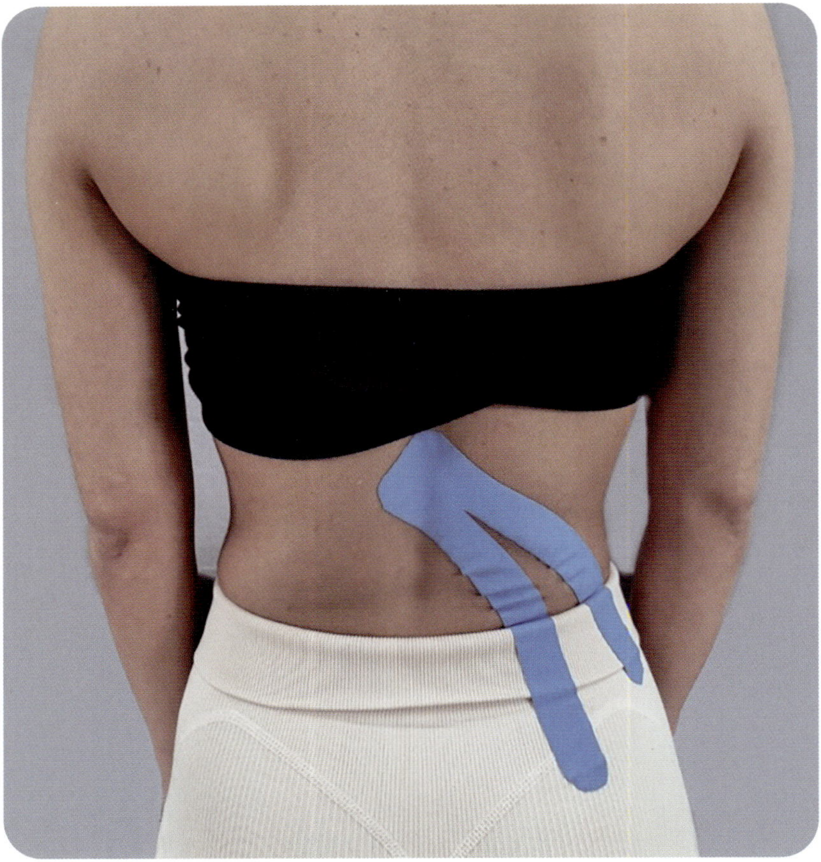

준비 테이프 5 cm Y 자형

환자 자세 서거나 바로 앉은 자세

적용방법 L1–3 극돌기에 테이프의 Y자 밑 부분을 붙여 놓은 다음, 환자를 약간 굴곡시켜 놓고 한 가닥은 후방상부장골가시부에 다른 한 가닥은 장골능에 부착한다.

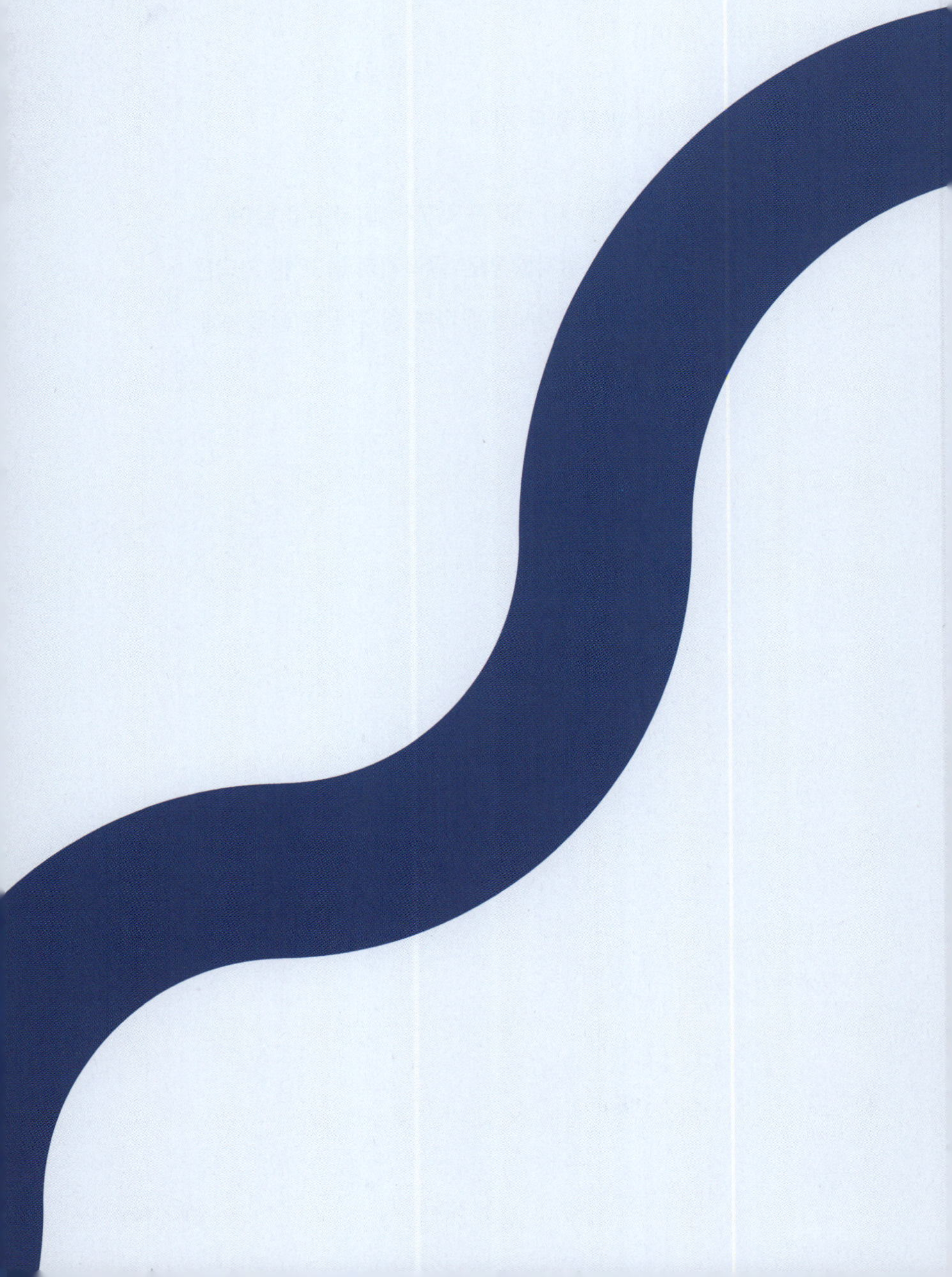

하지

1. 대퇴근막장근 Tensor Fascia Lata
2. 대퇴사두근 힘줄 Quadriceps Tendon
3. 내측측부인대 Medial Collateral Ligament
4. 외측측부인대 Lateral Collateral Ligament
5. 후경골근 Tibialis Posterior Muscle
6. 족저근막염 Plantar Fasciitis
7. 발목 염좌 Ankle Sprain
8. 외측대퇴피신경 Lateral Femoral Cutaneous Nerve
9. 총비골신경 Common Peroneal Nerve

1

대퇴근막장근
Tensor Fascia Lata

해부학적 분석

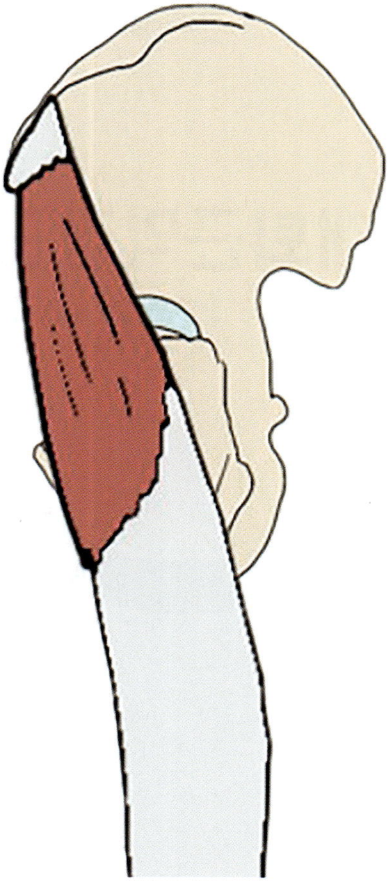

기시부 장골능의 전방외측 좌골결절

종지부 경골의 거디스 돌기(Gerdy's tubercle)

기능 고관절 굴곡, 외전 및 내회전 보조

신경지배 상둔신경, 요신경 4, 5번, 천신경 1번

협동근 대둔근, 중둔근, 소둔근,

길항근 치골근, 장내전근, 단내전근, 대내전근, 박근

임상 팁 Clinical Tip

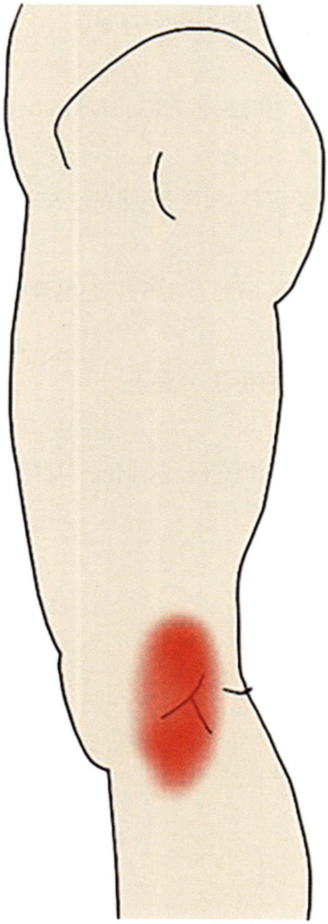

특징 장거리 마라톤이나 자전거, 오랜 산행 시 손상을 많이 입는 근육이다.

증상 이 근육에 문제가 생기면 무릎 외측 부위에 통증이 발생하는 '장경인대 증후군'을 일으킨다.
특히 내리막 길을 내려갈 때 허벅지 혹은 무릎 외측 부위에 국소적인 통증이 심해진다.

연관 근육 대둔근, 장경인대

Note 평발인 사람에게 문제가 더 많이 발생한다.
다리길이 차이가 있을 때 문제가 되는 경우가 많다.
고관절 통증의 경우에도 대퇴근막장근(tenser fascia lata)을 살펴보아야 한다.

테이핑

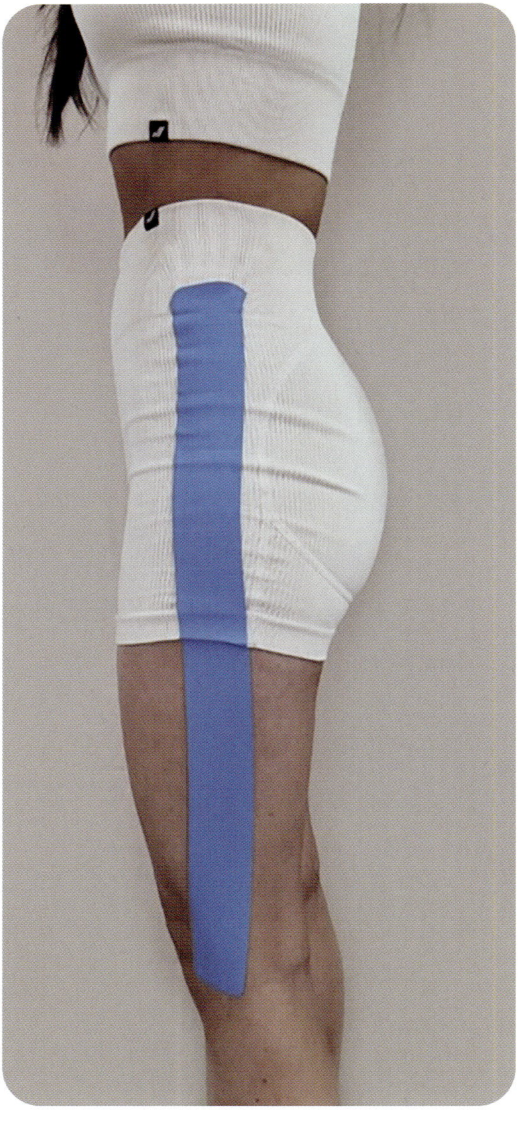

준비 테이프 폭 5 cm I 자형

환자 자세 옆으로 누운 자세

적용방법
❶ 다리를 쭉 뻗은 상태에서 장골릉의 전방 1/3 부위에 테이프 한쪽 끝 부분을 먼저 부착 고정시킨다.
❷ 다리를 내전과 함께 신전시킨 상태에서 테이프를 무릎관절을 지나 경골 외측 상부 돌기까지 붙인다.

Note 대둔근을 함께 테이핑하면 더 좋은 효과를 얻을 수 있다.

2

대퇴사두근 힘줄

Quadriceps Tendon

해부학적 분석

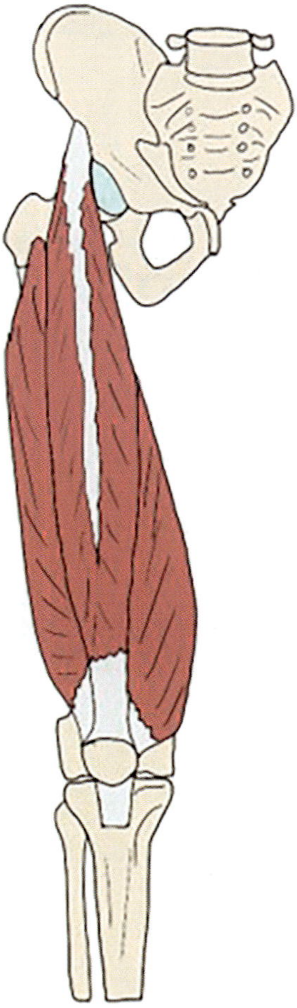

기시부 대퇴직근 – 전하장골극

- 내측광근 – 대퇴골 경부에서부터 대퇴골 조선
- 외측광근 – 대퇴골 조선
- 중간광근 – 대퇴골의 전방외측면

종지부 슬개골과 경골조면

기능 무릎신전 및 고관절 굴곡(대퇴직근)

신경지배 대퇴신경, 요신경 2, 3, 4번

협동근 장요근, 치골근

길항근 슬와부근, 대둔근

임상 팁 Clinical Tip

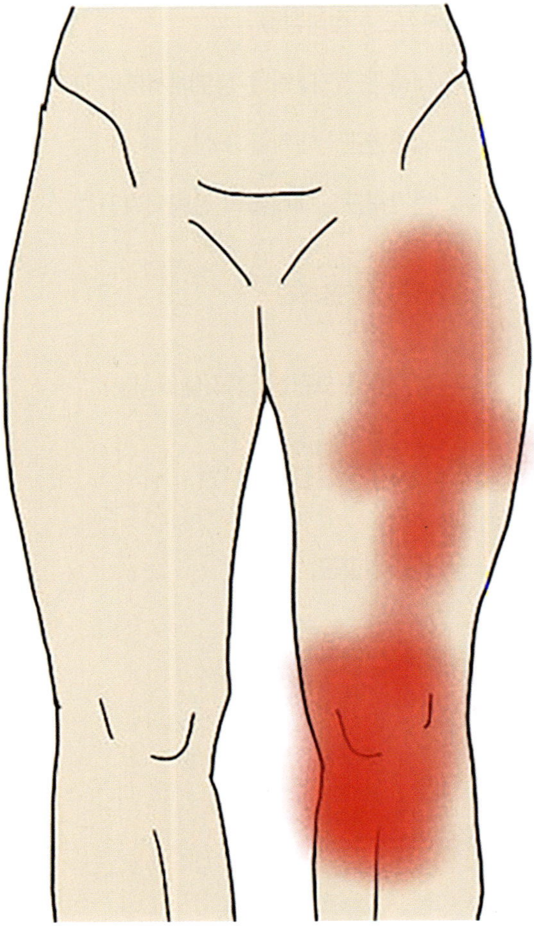

증상 특히 계단 내려갈 때 무릎 통증이나 약화 현상이 나타난다. 젊은 사람들이 무릎 앞쪽에 통증을 호소하는 연골연화증 또는 슬개-대퇴통증증후군 유발과 밀접한 관련이 있다.

연관 근육 대둔근의 약화와 슬와부근(Hamstrings)의 경직이 동반되는 경우가 종종 있다.

Note 내측광근과 봉공근 모두 무릎 내측 전방 부위에 통증을 발생시킬 수 있는데, 내측광근의 경우는 통증이 무릎 안쪽 깊숙이 나타나고, 봉공근은 무릎내측 표면에 모호하게 나타나는 다른 특징이 있다.

대퇴사두근 및 슬개대퇴관절 테이핑

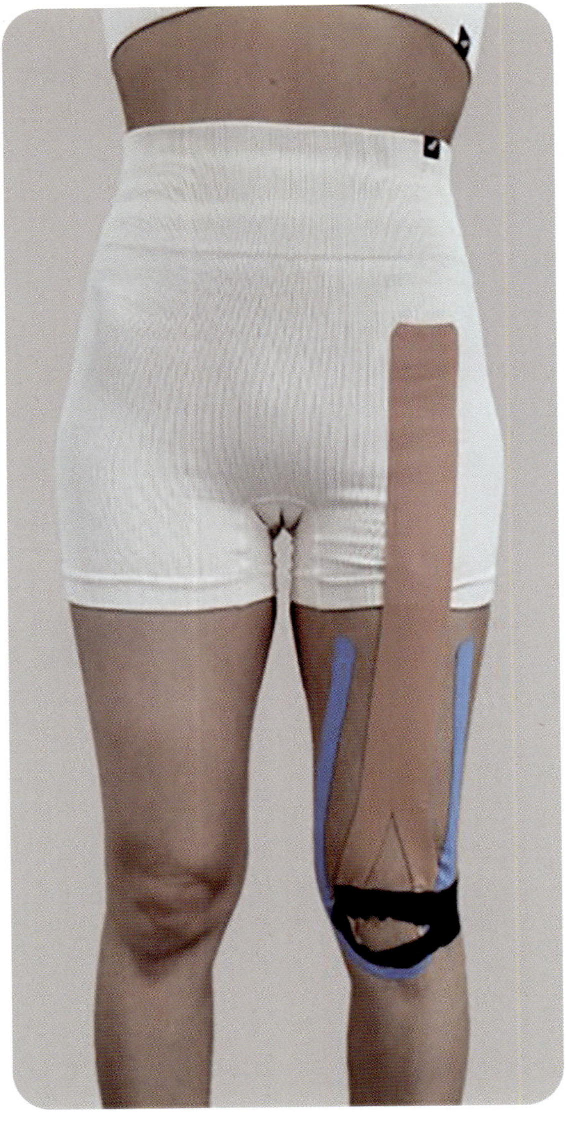

준비 테이프 폭 5 cm Y 자형 1개, I 자형 1개

환자 자세 바로 누운 자세

적용방법

❶ 다리를 펴고 바로 누운 자세에서 Y 자형 테이프를 전하장골극(AIIS)에 먼저 한쪽 끝 부분을 부착 고정시킨다.

❷ 무릎만 굽힌 상태에서 대퇴직근을 붙인다. 슬개골을 덮지 않고 주변을 감싸는 형태로 슬개건까지 붙인다.

❸ 무릎을 굽혀 놓은 상태에서 I 자형 테이프 중간 부분을 슬개골 건에 먼저 부쳐 놓은 다음 외측광근과 내측광근을 올려 붙인다.

Note 대둔근과 슬와부근에 테이핑을 병행하면 더 좋은 효과를 얻을 수 있다.

3

내측측부인대

Medial Collateral Ligament

해부학적 분석

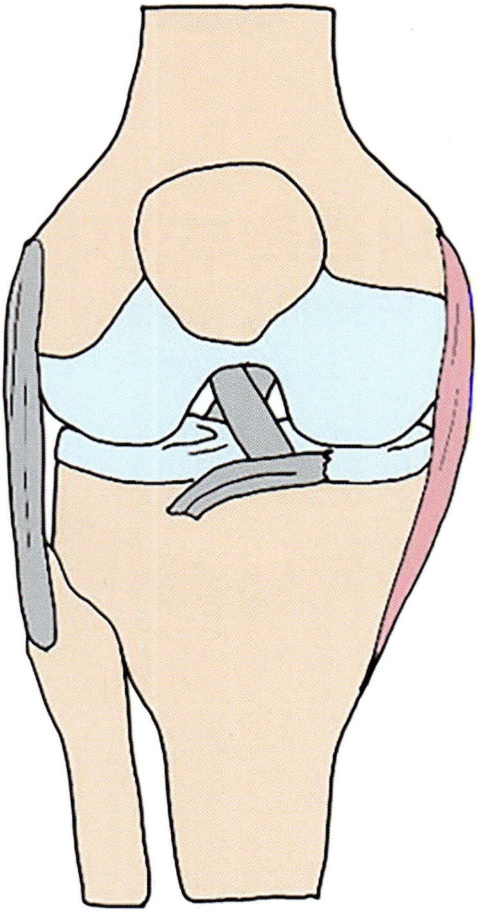

- 내측측부인대는 심층/천층 내측측부인대로 나뉘며 해부학적으로 그 위치와 형태가 분리된다. 여기서는 천층 내측측부인대에 주목하여 티이핑을 한다.

천층 내측측부인대

- 후방내측코너 인대들(PMC ligaments)과 내측 슬개대퇴인대(MPFL)의 대퇴 부착부에 연하여 있다.
- 대퇴 부착부
  - 내전근 결절의 전방, 원위부 1 cm

경골 부착부

- 거위발건(Pes anserinus)의 심부에서 주행한다.
- 관절면에서 4.5 cm 아래까지 붙는다.

임상 팁 Clinical Tip

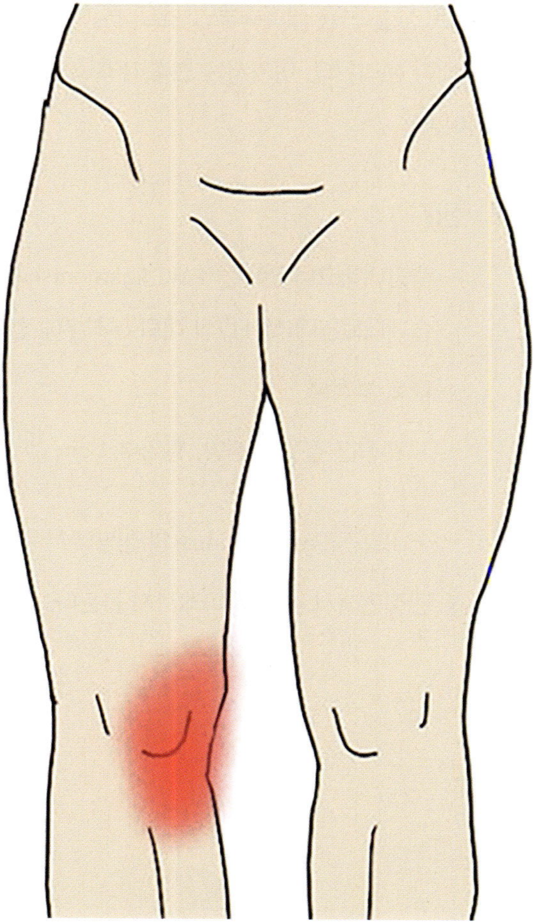

- 내측측부인대 테이핑은 급성기 손상과 퇴행성 질환에 서로 다르게 적용한다.
- 급성 손상: PRICE 원칙에서 MEAT로 바꿔주면서 Taping을 적용한다.
- 만성 손상: 재생 주사치료를 테이핑과 병행하여 적용해야 한다.

테이핑

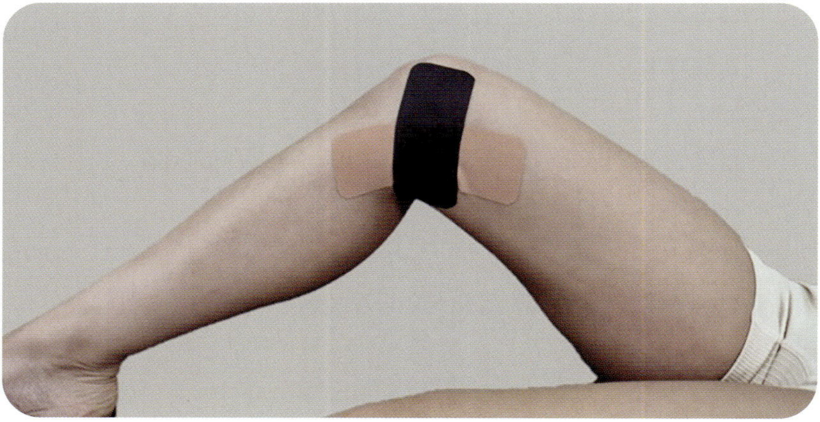

준비 테이프 I type

환자 자세 슬관절 굴곡 30도

적용방법
❶ 30도 무릎 굴곡 및 내반시켜 놓은 상태(인대가 단축된 상태)에서 내측인대 섬유결을 따라 붙인다.
❷ 내측측부인대 횡방향으로 보강테이핑을 한다.

Note
- 스포츠 손상이나 급성기 손상에서는 수동적 교정 후 압박 테이핑을 적용하되 길게 적용하는 것이 좋고, 만성기에는 수동적 교정 후 비압박 테이핑을 적용해야 한다.
- 내측측부인대는 내측 연골판을 지지하는 역할을 하기 때문에 퇴행성에서 작용했을 때 좋은 결과를 얻을 수 있고, 주사치료와 함께 적용하면 더 나은 시너지 효과를 얻을 수 있다.

4

외측측부인대

Lateral Collateral Ligament

해부학적 분석

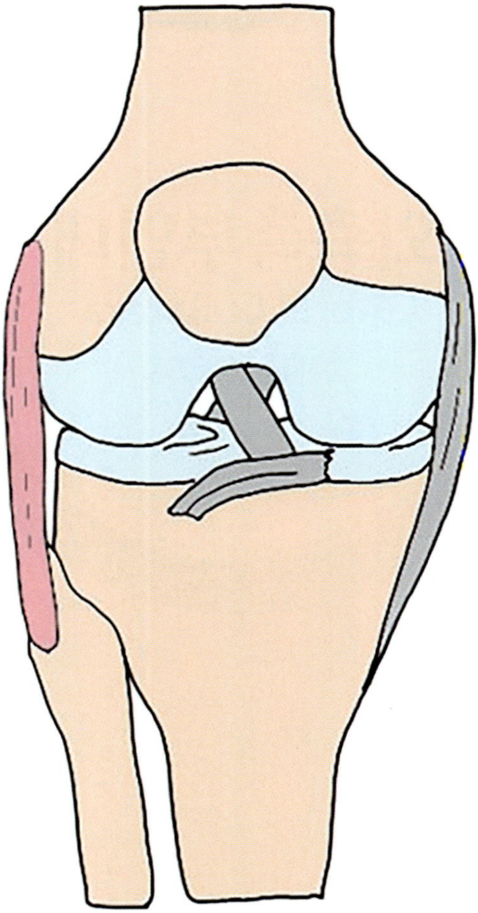

외측측부인대 ● 대퇴부착부

- 외과의 후방 3.1 mm
- 외과의 근위부 1.4 mm

비골 부착부 ● 비골두의 전외측에 부착하며 비골두의 38%를 덮는다.

임상 팁 Clinical Tip

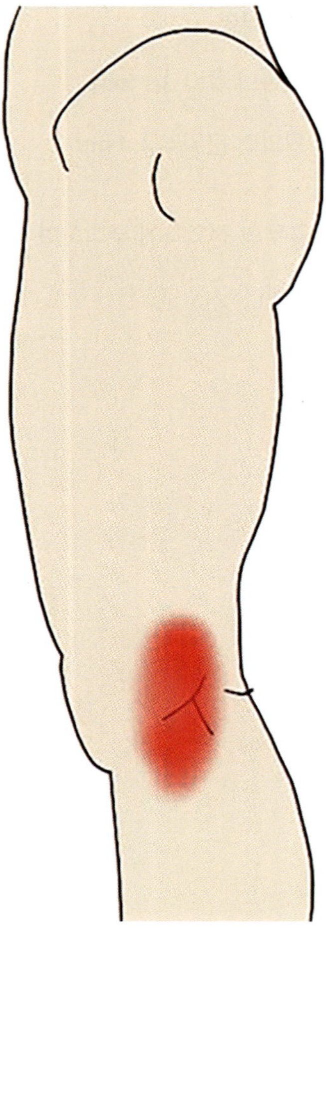

- 외측측부인대는 우리나라에서 흔한 내측 퇴행성 관절염 때 변형되는 경우가 많고, 급성기에서는 내반검사에서 양성이 나올 때 의심해 보아야 한다.

- 장경인대와 복합체를 형성하여 움직이고, 전방십자인대 손상에서 동반 손상으로 나타나는 전방측부인대(ALL)와 부착부가 연하여 있어 함께 손상되는 경우도 흔하다.

Note

- 테이프 부착 시 수동적 교정 후 테이핑을 위아래로 길게 부착하는 것이 좋다.
- 테이핑을 부착할 때 슬관절을 15–30° 굴곡한 상태에서 붙인다.

테이핑

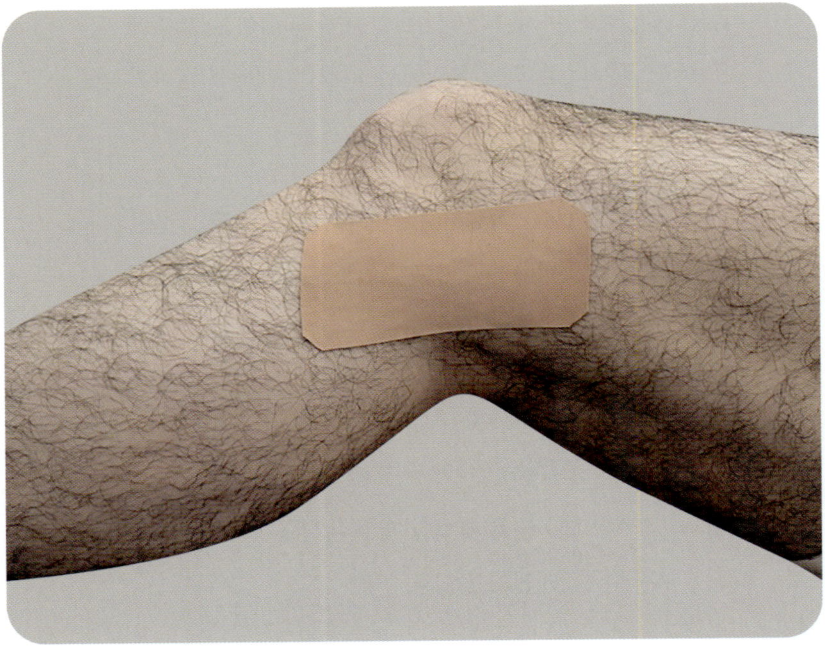

준비 테이프 I type

환자 자세 슬관절 굴곡 30도

적용방법 ❶ 30도 무릎 굴곡 및 외반시켜 놓은 상태(인대가 단축된 상태)에서 내측인대 섬유결을 따라 붙인다.

❷ 외측측부인대 횡방향으로 보강 테이핑을 한다.

5

후경골근

Tibialis Posterior Muscle

해부학적 분석

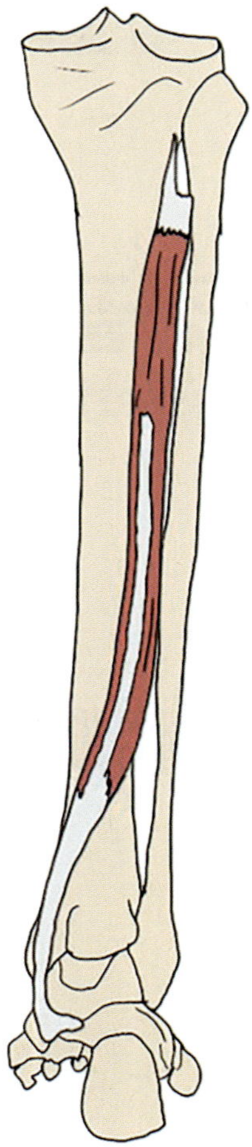

기시부 경골과 비골의 후면, 골간근막

종지부 주상골 결절, 종골의 재거돌기, 3개 설상골과 입방골의 족저면, 2, 3, 4 중족골저

기능 발목 족저굴곡과 발의 내번과 내전

신경지배 경골신경, 요신경 4, 5번

협동근 가지미근, 족저근, 장무지굴근, 장지굴근

길항근 전경골근, 장무지신근, 장지신근

임상 팁 Clinical Tip

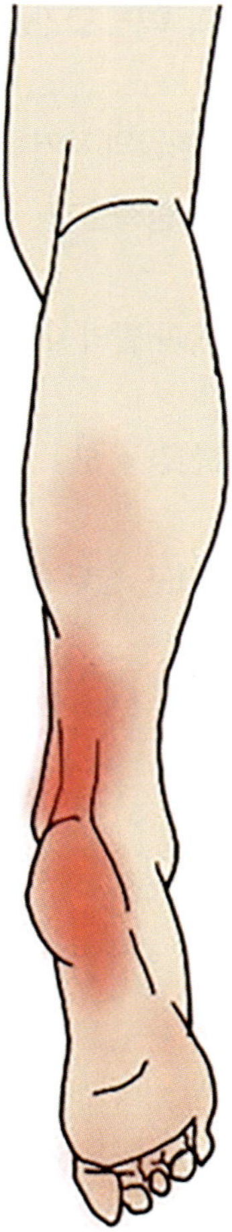

특징 발의 아치형성에 관여된다. 평발을 가진 사람 혹은 부주상골이 있는 환자에게서 문제가 종종 발생할 수 있다.

증상 오래 걷거나, 뛰었을 때 발바닥 내측 혹은 발바닥 전반적인 통증

연관 근육 장무지굴근. 장지굴근, 비골근

Note

- 후경골근은 발목에서 가장 흔히 나타나는 건 손상 중에 하나로 부주상골이 있을 때도 증상이 나타날 수 있어 그 유병률이 높다. 부주상골은 정상인의 10 – 15%에서 나타나는 흔한 병변으로 만성발목 불안정증, 고유수용감각이상이 있을 때 x-ray나 초음파를 통한 평가가 필수적이다.
- 후경골근 기능부전이 있는 경우 후경골근 테이핑과 횡아치 테이핑을 함께 해주는 것이 좋고, 고유수용감각의 회복을 위해 내재근 운동과 족욕을 병행하는 것이 좋다.

테이핑

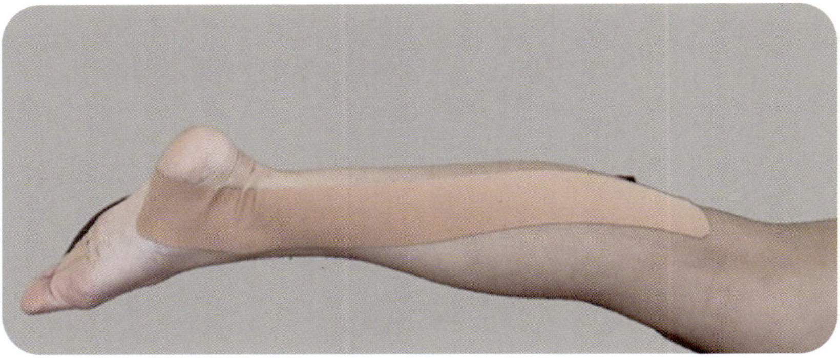

준비 테이프 폭 5 cm I 자형

환자 자세 엎드려 누운 자세

적용방법 ❶ 종아리 상부 중앙 부위에 먼저 테이프의 한쪽 끝 부분을 부착 고정시킨다.

❷ 발을 최대한 족배굴곡과 외번시켜 놓은 상태에서 테이프를 내복사과 후방 부위를 지나 발바닥 내측 중앙(족근골)을 향해 붙여 내려간다.

6

족저근막염

Plantar Fasciitis

해부학적 분석

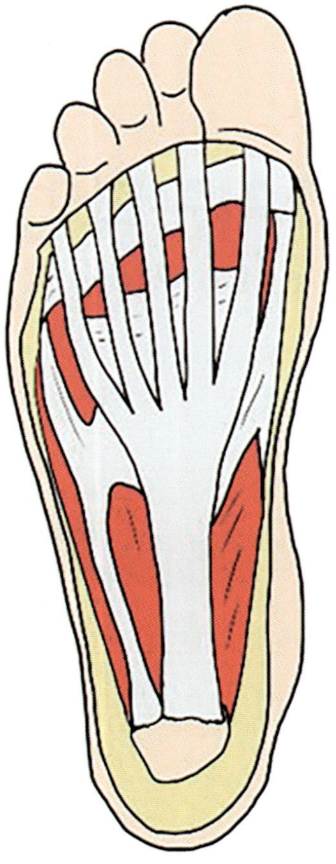

- 족저근막은 발바닥 근육을 둘러싸고 있는 근막의 두꺼운 중앙 부분을 말한다.
- 종골 결절의 내측 돌기와 발가락의 근위지골 사이에 확장되어 있으며 발가락 굴근에 어느 정도 부착을 허용하고 있다.
- 이는 또한 결합 조직의 건막으로써 발바닥의 아치를 형성시켜 준다.

임상 팁 Clinical Tip

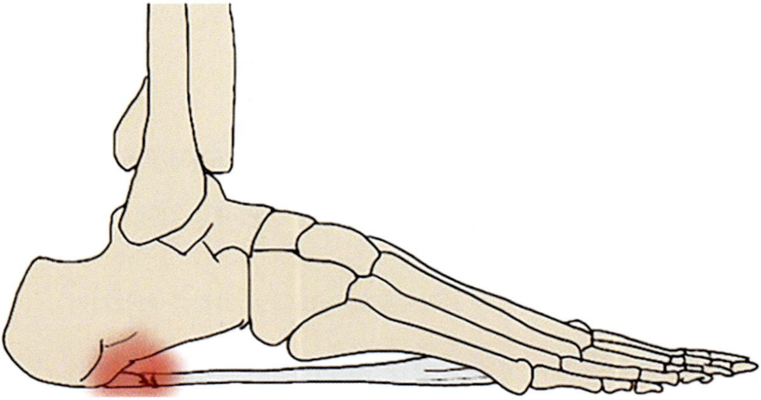

- 발뒤꿈치 통증의 원인
  - 족저근막염
  - Heel fatpad atrophy
  - Boxter's neuropathy
  - 종골 스트레스 골절
  - 종골 골극

- 여러 가지 원인을 감별한 후 치료에 임하는 것이 중요하며, 주사 치료나 충격파 치료와 병행하여 테이핑을 적용하였을 때 치료의 횟수를 줄일 수 있고 좋은 결과를 얻을 수 있다.

- 혹은 주사나 충격파 치료에서 반응이 더딜 경우 테이핑, 운동 치료, night splint, 영양 치료 등을 함께 고려해 보는 것도 좋다.

발바닥 통증 족저근막염

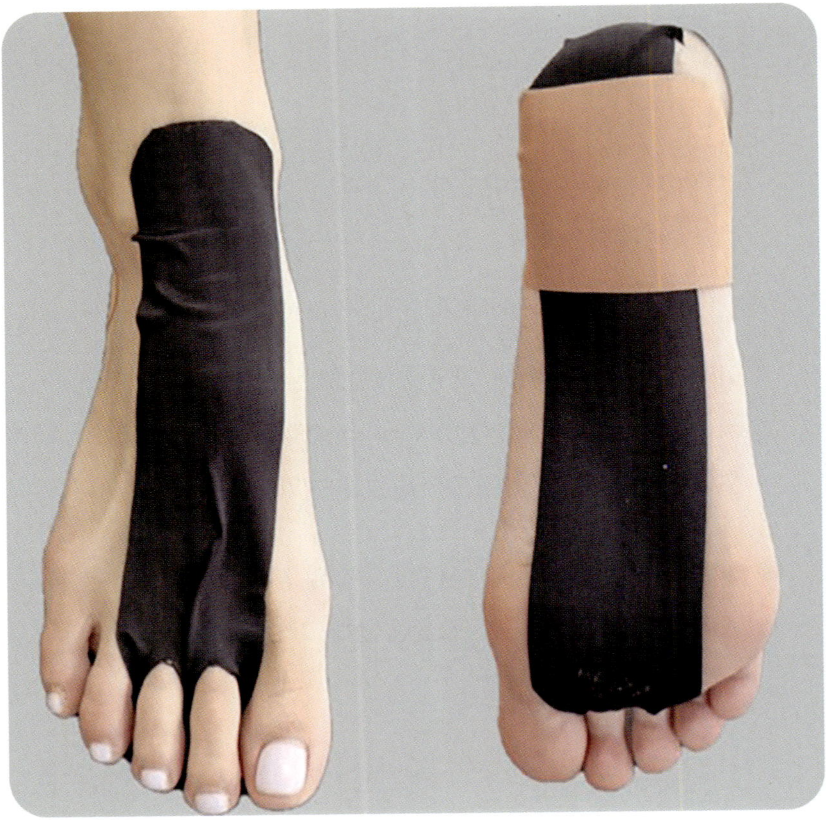

준비 테이프 폭 5 cm 다이아몬드형

환자 자세 엎드려 누운 자세

적용방법

❶ 무릎을 굽힌 상태에서 발 뒤꿈치 부분에 먼저 다이아몬드형 테이프의 중간 부분을 분리시켜 2 – 3번째 발가락을 끼워 넣고 부착 고정시킨다.

❷ 테이프의 양 가닥을 족저굴곡시켜 발등에 붙이고 족배굴곡시켜 발바닥에 붙인다. 발바닥에 붙이는 테이프는 아킬레스건에까지 붙인다.

❸ 발뒤꿈치 전방 부위에 언로딩 테이핑을 해준다.

7

발목 염좌

Ankle sprain

해부학적 분석

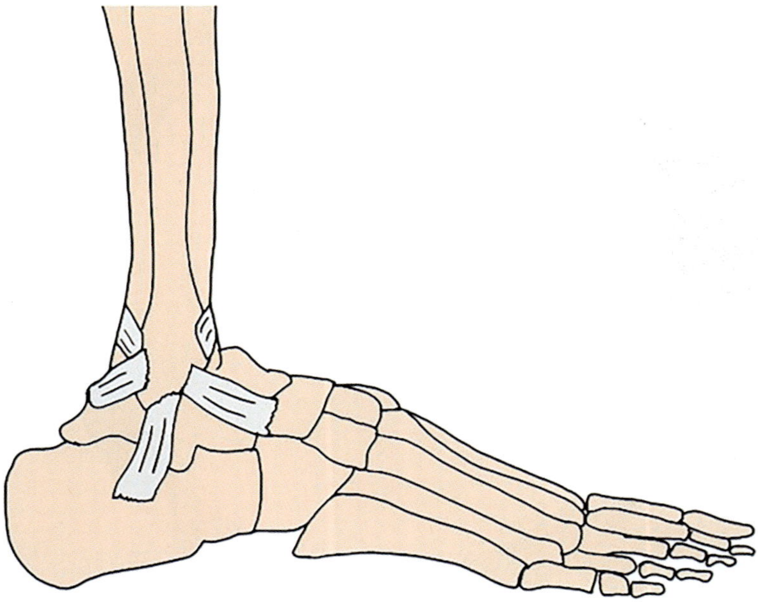

- 발목 염좌에서 주로 외측 인대가 손상된다. 발목 외측을 지지해 주는 인대는 아래와 같다.
  - 전하경비인대(AITFL: anteroinferior tibiofibular ligament)
  - 전거비인대(ATFL: anterior talofibular ligament)
  - 종비인대(calcaneofibular ligament)
  - 후거비인대(posterior talofibular ligament)
  - 후하경비인대(PITFL: posteroinferior tibiofibular ligament)
  - 외측 비거종인대(LFTCL: lateral fibulotalocalcaneal ligament)

임상 팁 Clinical Tip

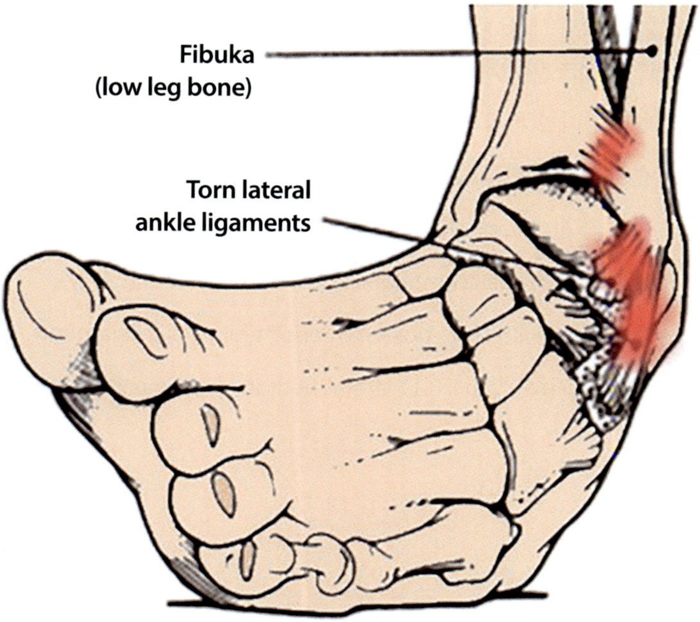

- 흔히 발목 염좌 때 비골은 전하방으로 움직인다. 발목 염좌의 경우에도, 전경골근, 후경골근, 비골근을 테이핑해 주면 도움이 된다.

- 발목에서 가장 손상이 많이 일어나는 부위인 ATFL, PTFL, LFTCL, AITFL, PITFL을 고정해줄 수 있기 때문에 발목 taping에서 가장 기본이 되며 많은 환자들에게 도움을 줄 수 있는 테이핑 치료법이다.

- 급성기에서 부종이 빠졌을 때, 만성 발목 불안정성 등에서도 폭넓게 이용할 수 있다.

- 부종이 빠지지 않았거나, 외상이 있을 때, 피부가 좋지 않을 때는 금하며, 족욕을 병행하여 발의 내재근의 고유수용감각과 함께 치료하면 좋은 결과를 얻을 수 있다.

- 테이핑 부착 기간은 환자에 따라 다르지만 기본적으로 급성 손상에서는 2–3주, 만성에서는 6–12주까지 추천한다.

발목염좌: 비골 후상방 교정 테이핑

Mulligan Taping

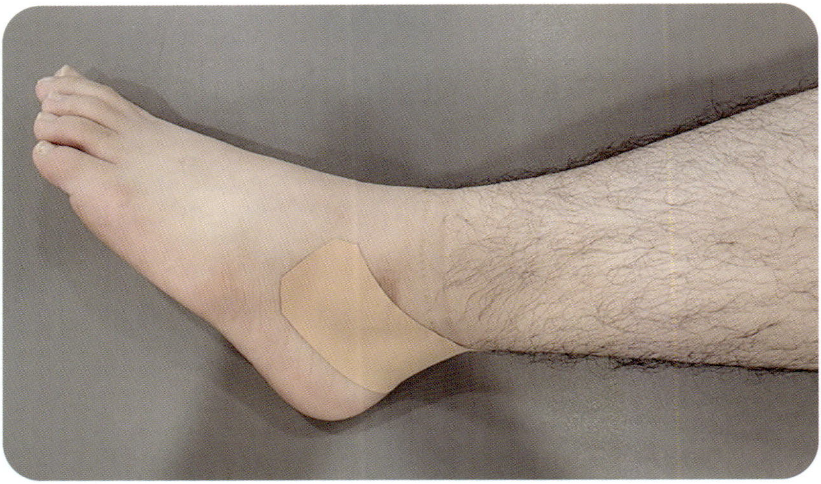

준비 테이프 폭 5 cm I 자형

환자 자세 바로 누운 자세

적용방법 ❶ 테이프 한쪽 끝을 발목 외복사과에 후상방향으로 부착 고정시킨다. 이때 테이프의 긴장도는 근육 테이핑의 2배 정도가 적당하다.

❷ 테이프를 발목 외측 후상방으로 돌려 붙여나간다. 이때 테이프의 긴장도는 일반 근육 테이프 긴장도와 동일하게 적용한다.

8

외측대퇴피신경

Lateral Femoral Cutaneous Nerve

해부학적 분석

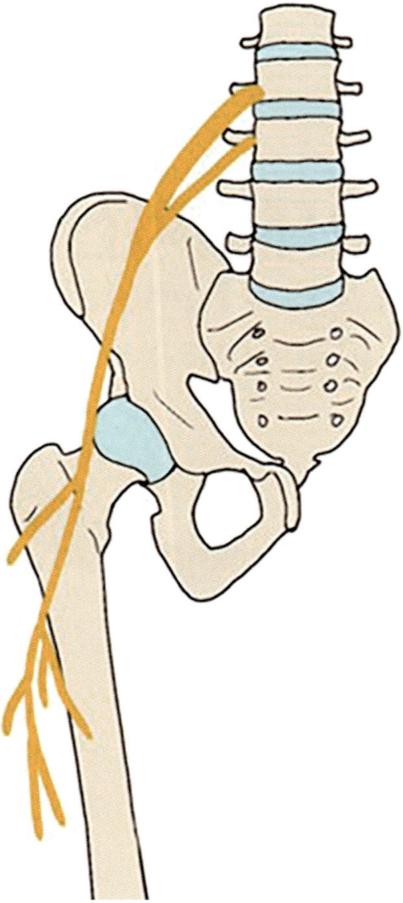

- 외측대퇴피부신경은 L2 – L3 척추 신경의 후부 가지에서 시작되며, 엉덩이와 허벅지의 외부 피부를 감싸는 감각 신경이다.

- 외측대퇴피부신경은 엉덩이뼈의 앞쪽 가장자리 바로 밑에서 나오며, 곧바로 위쪽으로 올라가서 엉덩이뼈의 바깥쪽 경계를 따라 허벅지까지 뻗어가고, 허벅지에서 전방과 후방가지로 나뉘어 허벅지 외측 피부를 감싸게 된다.

- LFCN의 문제는 주로 여성에서 나타나며, 장시간 앉아 있을 때 또는 비만인 경우에 호발하는 특성을 가지고 있다. Meralgia paraesthetica로 통칭되는 LFCN의 문제는 저린 느낌, 감각 이상, 통증 등을 호소하며 무릎의 통증에도 일정 부분 관여하고 있으며 고관절의 통증에도 깊게 관련된다.

임상 팁 Clinical Tip

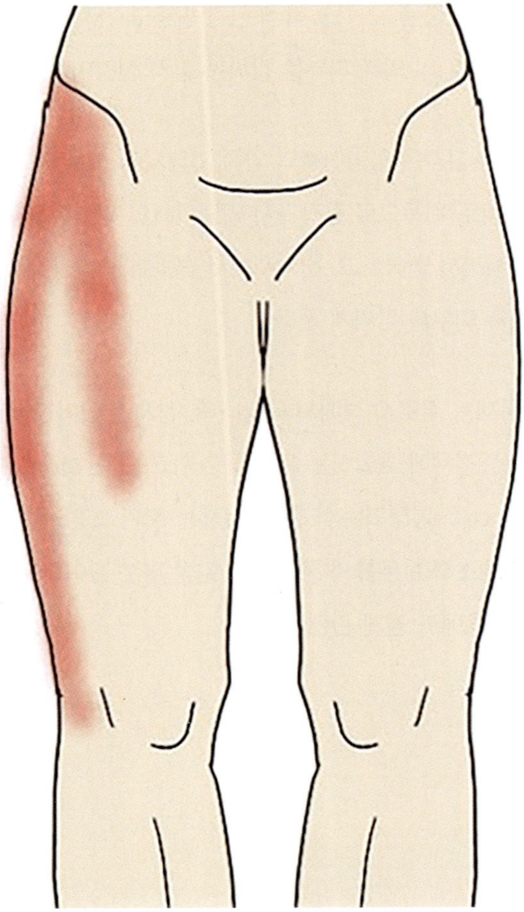

- 대퇴감각이상증(Meralgia paresthetica)은 허벅지 바깥쪽에 따끔거림, 무감각, 타는 듯한 통증을 유발하는 질환이다. 허벅지를 덮고 있는 피부에 감각을 전달하는 외측대퇴피신경이 압박되어 발생한다. MP는 외측대퇴피신경 포착(lateral femoral cutaneous nerve entrapment)으로도 알려져 있다.

- 꽉 끼는 옷, 비만 또는 체중 증가, 임신 등이 감각 이상 근막통의 일반적인 원인이 된다. 그러나 감각신경통은 부상이나 당뇨병과 같은 질병으로 인해 발생할 수도 있다.

테이핑

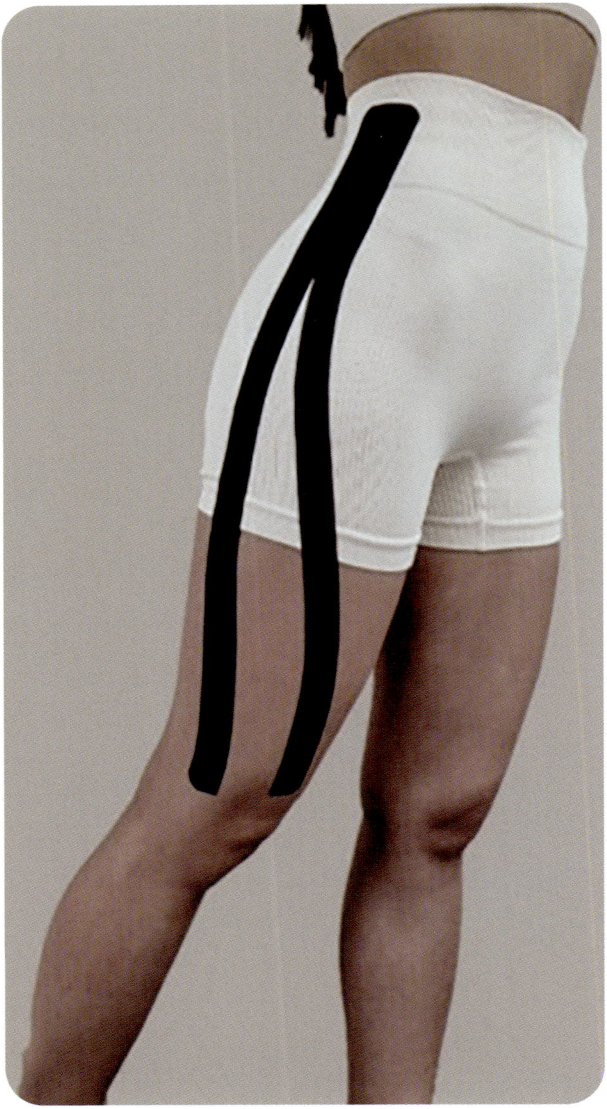

준비 테이프 폭 5 cm Y 자형

환자 자세 옆으로 누운 자세

적용방법

1. 테이핑은 환자가 옆으로 누운 자세에서 hip과 knee를 신전시켜 놓은 상태에서 적용한다.
2. 장골릉에서 시작하여 장경인대를 사이에 두고 Y자 형의 한 갈래는 허벅지 앞쪽으로 다른 한 갈래는 장경인대의 후방 부위를 타고 내려와 외측 무릎관절 아래 경골 외측 돌기까지 부착해 내려간다.

9

총비골신경

Common Peroneal Nerve

해부학적 분석

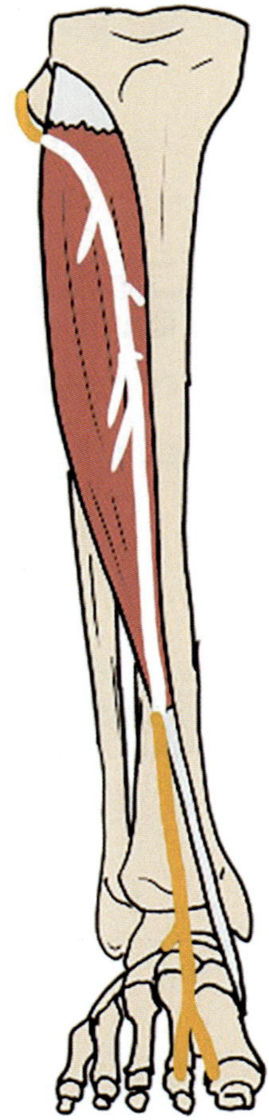

- 총비골신경은 슬와부위에서 좌골신경으로부터 분리되어 하퇴 전방구획 깊숙이 골간막을 타고 내려가 발목 신전근을 지배하는 심비골신경과 천층으로 주행하여 비골근을 지배하는 천비골신경으로 나뉜다.
- 발목염좌, 무릎 염좌에서 총비골신경이 손상되었을 때 지속적인 통증이 발생할 수 있다.
- 주로 비골두와 중족골에서 주로 문제를 일으키며 엄지발가락의 근력저하, 근력 저하 등이 관찰되거나 엄지발가락으로 저린 느낌을 호소하기도 한다.

임상 팁 Clinical Tip

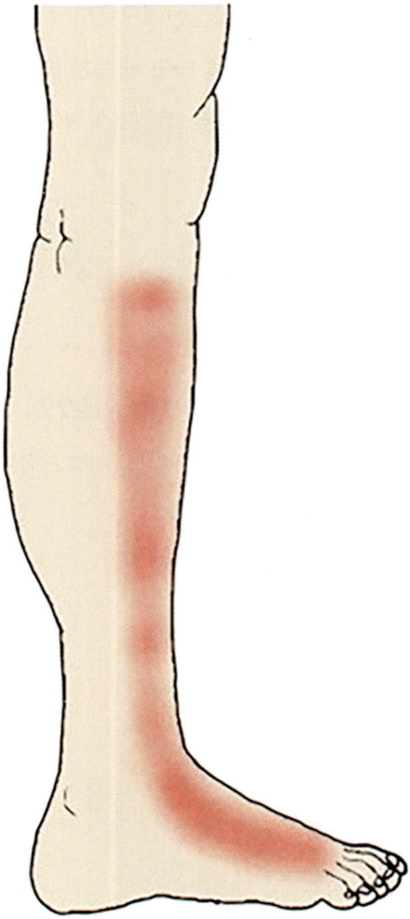

- 총비골신경 포착은 다리 아래쪽과 발등 부분에 통증과 감각 이상을 유발할 수 있다. 발목 및 무릎 염좌 혹은 골절과 관련되어 발생할 수 있다.

증상

- 발등이나 다리 윗부분이나 아랫부분의 감각이 감소하고 무감각하거나 따끔거림이 나타난다.
- 족하수(foot drop; 발을 지탱할 수 없음)
- "slapping" 보행(걸을 때마다 뺨치는 소리가 나는 보행 패턴)
- 발목 및 발의 근력 약화로 보행 시 발목이 끌리고 자주 접지르거나 넘어지게 된다.

테이핑

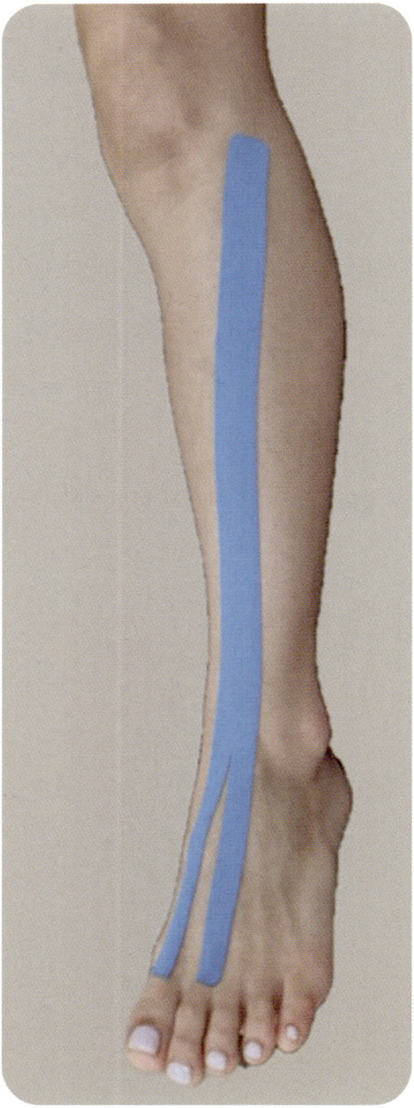

준비 테이프 폭 2.5 cm I 자형

환자 자세 무릎 굽혀 앉은 자세

적용방법
❶ 테이프의 한쪽 끝 부분을 비골두 앞 부분에 부착 고정시킨다.
❷ 무릎을 펴고 발목을 족배굴곡시켜 놓은 상태에서 전경골근 외측 라인을 타고 내려와 1st와 2nd 발가락 사이까지 붙인다.
❸ 무릎을 펴고 발목을 족배굴곡시켜 놓은 상태에서 비골근을 타고 내려와 2nd–5th 발가락 사이 발등까지 붙인다.

Note
- 증상의 발생 부위와 원인에 따라 taping을 부착하되(PTFJ, transverse arch) 신경 증상이 주로 나타났을 때는 함께 보강하여 진행하는 것이 좋다.
- 주사치료와 병행했을 때 치료 횟수를 줄일 수 있고, 병변의 재발을 막을 수 있다.

Medical Taping

– 임상에서 바로 적용할 수 있는 테이핑

2024년 10월 31일 1판 1쇄 인쇄
2024년 11월 4일 1판 1쇄 발행

대표저자 | 윤용현
공동저자 | 강준한
발 행 인 | 김용덕
발 행 처 | 메디안북
편 집 | 최수정
등 록 | 제 2010-000051호
주 소 | 서울특별시 마포구 마포대로 63-8, 818호(도화동 삼창프라자 빌딩)
전 화 | 02-732-4981
팩 스 | 02-711-4981
홈페이지 | www.mcbooks.co.kr

ISBN | 979-11-90450-53-9 93510
가 격 | 25,000원